AF432758

Bere
acqua di mare
& Hamer

Considerando le leggi del dott. Hamer
sull'auto-guarigione

Bere acqua di mare & Hamer

Considerando le leggi del dott. Hamer
sull'auto-guarigione

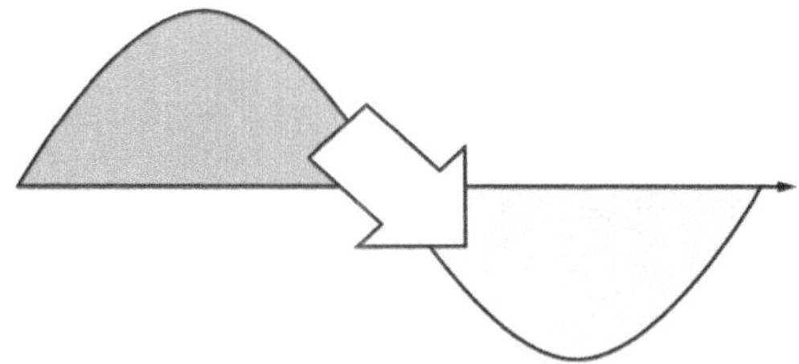

Francisco Martin

Bere acqua di mare e Hamer
Considerando le leggi del dott. Hamer sull'auto-guarigione

1.ª edizione: maggio 2014
2.ª edizione: luglio 2020
Traduttori: Rita Tagliati e Antonio Tagliati
Coperta: Enrique Iborra

Titolo originale: Beber agua de mar.
Teniendo en cuenta las leyes del Dr. Hamer sobre la autocuración.

© 2014, Francisco Martin
© 2012, Ediciones Obelisco, S. L. (edizione in spagnolo)
© 2014, Francisco Martin (edizione in italiano)

Pagina web del libro: www.martini13.com
Email: francisco@martini13.com

ISBN: 978-84-616-9941-4
D.L.: T-772-2014

Perché il titolo è "considerando le leggi del dott. Hamer sull'auto-guarigione"?

Se ci facciamo una ferita, quando cicatrizza si producono sintomi (infiammazione, prurito, arrossamento, calore), che non ci preoccupano perché sappiamo che sono il processo di riparazione della ferita.

Nella stessa maniera il dott. Hamer ha scoperto che ci sono malattie che sono solo i sintomi di riparazione di uno sforzo precedente.

Ci conviene conoscere le sue scoperte per non cercare di eliminare con l'acqua di mare quelli che sono solo sintomi positivi di cura.

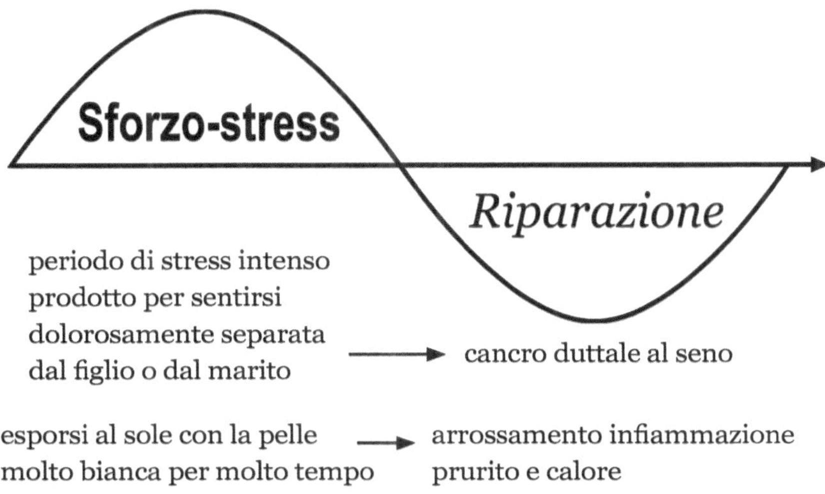

periodo di stress intenso prodotto per sentirsi dolorosamente separata dal figlio o dal marito → cancro duttale al seno

esporsi al sole con la pelle molto bianca per molto tempo → arrossamento infiammazione prurito e calore

Ringraziamenti

A Hamer per aiutarci a capire meglio il nostro corpo,

a Quinton per ricordarci la nostra relazione col mare,

alla dott.ssa Ilari che ha realizzato in terra (di Nicaragua) i sogni di Hamer e Quinton,

a tutti coloro che hanno collaborato per fare arrivare a tutta la gente l'acqua di mare.

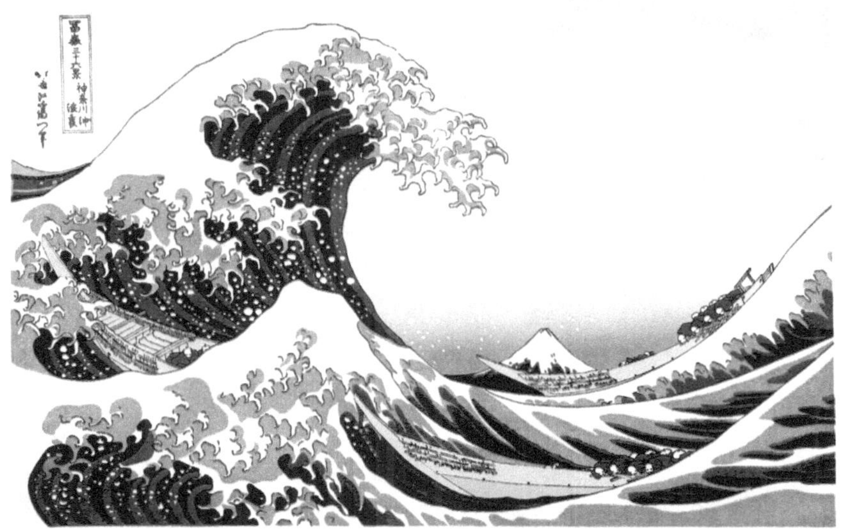

L'acqua di mare è un rimedio molto potente,
berla conoscendo la visione del dott. Hamer,

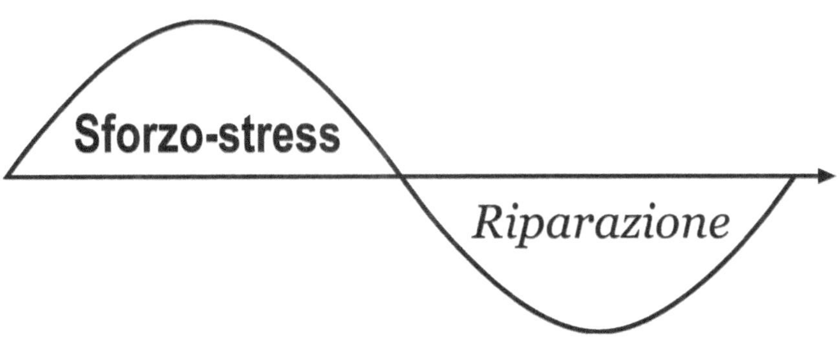

è la migliore forma per
recuperare la salute.

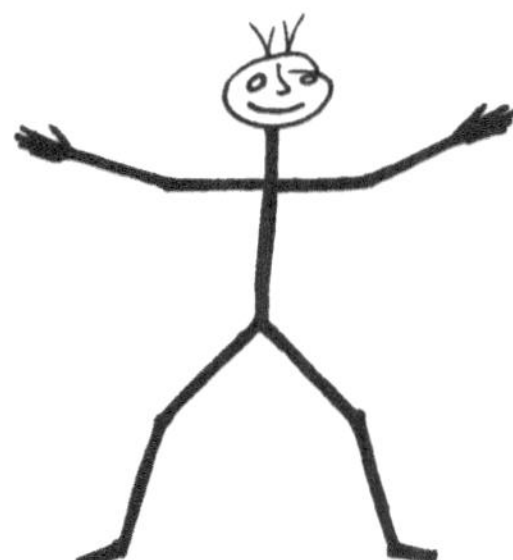

Capitolo 1

Storia

All'inizio del secolo XX in Francia morivano molti bambini di colera. Rene Quinton salvò loro la vita iniettando acqua di mare.

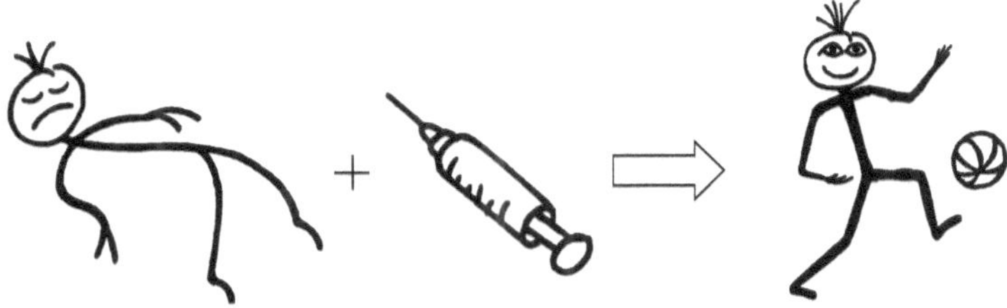

iniezioni di acqua di
mare (diluita)

Da allora e fino al 1980 è stata prescritta dal sistema sanitario francese (per essere bevuta o iniettata).

Nel 1982, per cambi nella legge, smise di essere considerata un farmaco e da allora, in Europa, non è legale iniettarla in forma endovenosa (solo sottocutanea e sotto responsabilità del medico).

In altri paesi come Canada o Stati Uniti é ancora legale iniettarla per via endovenosa.

Perché l'acqua di mare cura così bene?

Perché l'acqua di mare (diluita) è identica al siero del sangue.

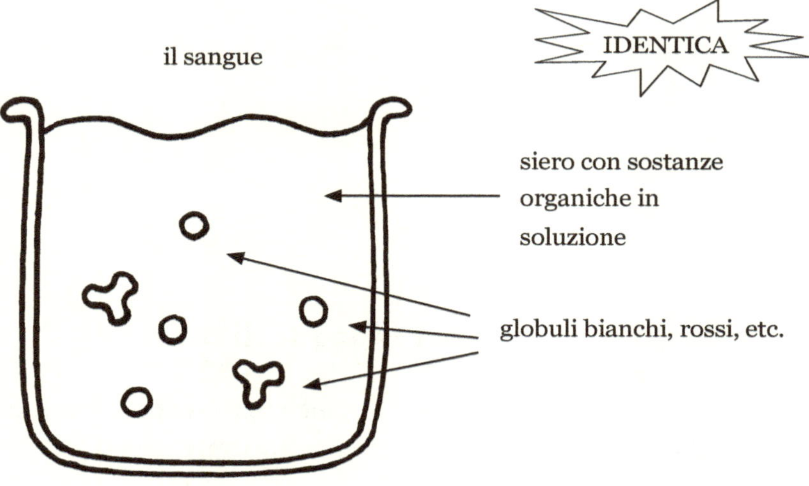

Il vademecum medico francese del 1975 diceva:

"René Quinton dimostrò nel 1904 che il Quinton Isotonic era identico nell'aspetto fisico, chimico e fisiologico al nostro ambiente interno, e permette la vita nelle migliore condizioni a cellule isolate (in particolare globuli rossi e bianchi) e a frammenti di tessuto".[3]

"È possibile sostituire tutto il sangue di un animale con il Quinton Isotonic senza problemi per l'organismo".

(Il Quinton Isotonic è acqua di mare diluita con acqua di sorgente).

Come lo dimostrò René Quinton?

Dimostrò che i globuli bianchi del sangue possono vivere in coltivazione solo in acqua di mare.

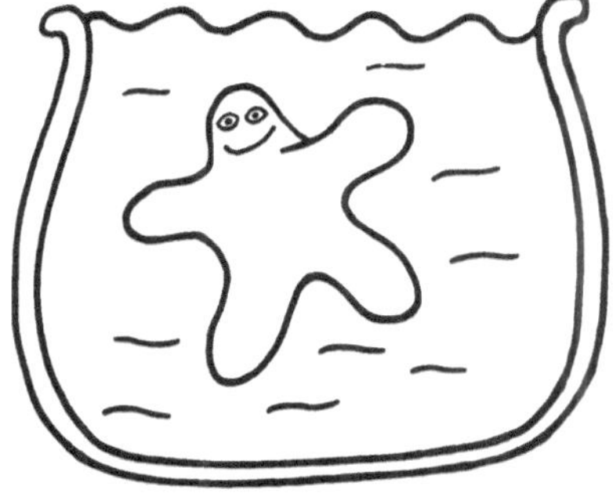

vivono felici in acqua di mare
diluita con acqua di sorgente

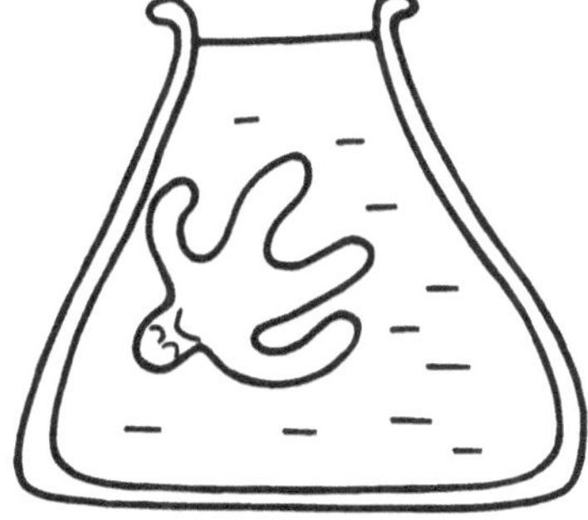

con qualunque altro mezzo di
coltivazione, muoiono

Perché fece la prova con globuli bianchi?

Perché essendo cellule che vivono isolate, si dimostra l'effetto dell'acqua di mare senza l'interferenza del contatto con altre cellule.

Come preparare l'acqua di mare isotonica

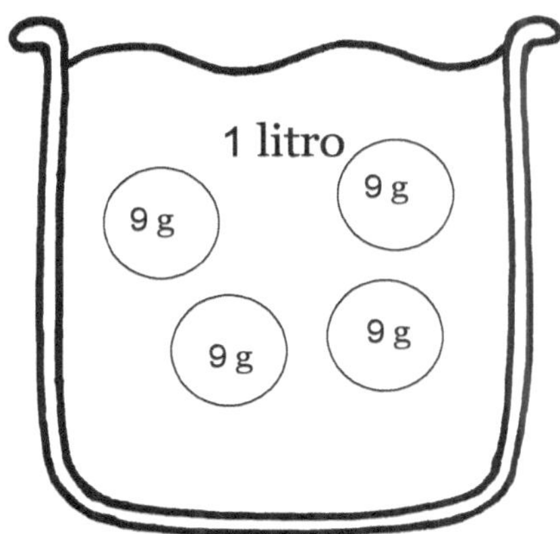

l'acqua di mare contiene 36 grammi di sale per litro

(9 g × 4 = 36 g)

Se mescoliamo un litro di acqua di mare con 3 litri di acqua di sorgente

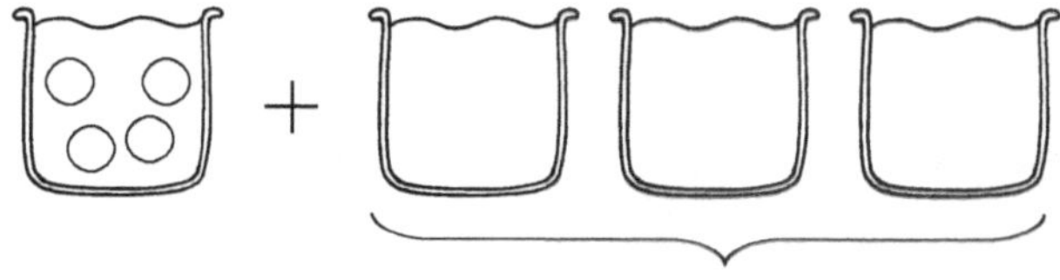

acqua di mare

acqua di sorgente
(normalmente contiene pochi sali minerali,
meno di 0,3 grammi per litro)

otteniamo:

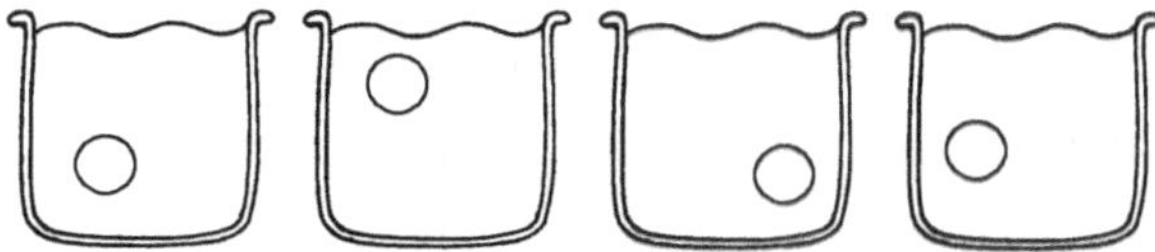

4 litri d'**acqua di mare ISOTONICA**, ossia: con la stessa quantità di sale che ha il sangue (che sono **9 grammi di sale per litro**).

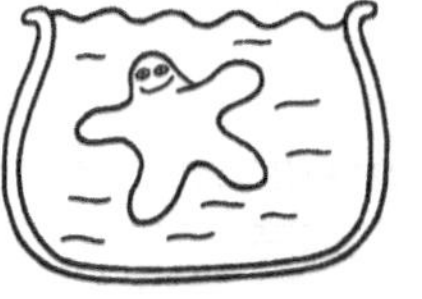

I globuli bianchi possono vivere in quest'acqua di mare, che René Quinton iniettava ai bambini moribondi.

Quinton riusciva a salvare tutti bambini con colera, però non aveva gli stessi buoni risultati con altre malattie come la tubercolosi.

Grazie a Hamer possiamo capire il perché.

- I bambini con colera erano intossicati a causa di cibo o acqua contaminati

e l'acqua di mare elimina tutte le intossicazioni.

- Hamer ci insegna che la tubercolosi è una proliferazione di batteri che stanno eliminando cellule che il corpo aveva fabbricato in un periodo di tensione precedente e queste cellule adesso non sono più utili.

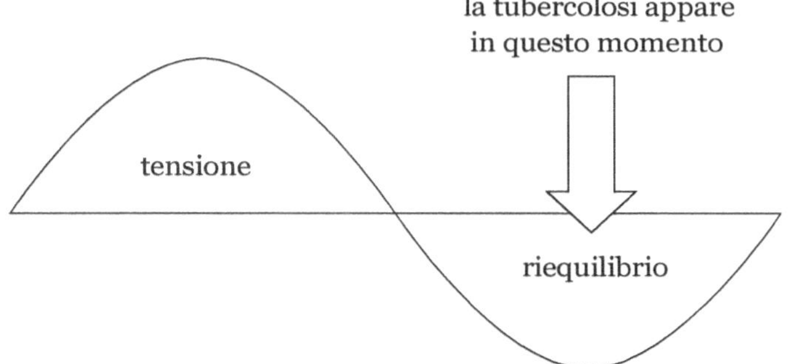

Come i batteri benefici che abbiamo nell'intestino,
i batteri della tubercolosi sono benefici perché sono
gli spazzini che tengono pulito il nostro corpo.

In questi casi possiamo assumere acqua di mare per migliorare lo stato generale e accelerare la guarigione.

E se vogliamo non ripetere la malattia, dobbiamo evitare di ricadere in periodi di tensione.

Non tutti i periodi di tensione producono tubercolosi quando il corpo si ripara.

Il processo della tubercolosi è lo stesso degli spazzini e dei camion del pattume che eliminano quello che non serve più.

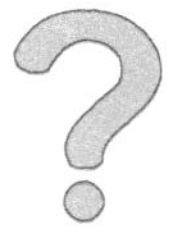

Però allora, perché moriva la gente di tubercolosi?

Buona domanda. Prima di rispondere dobbiamo dare alcune spiegazioni.

Quinton cercava di eliminare gli spazzini e i camion del pattume.

Hamer ci spiega perché sono arrivati gli spazzini: perché abbiamo lasciato carte e pattume abbandonati nella strada.

E cosa dobbiamo fare perché non tornino con il rumore dei loro camion.

Come malati dobbiamo scoprire quale è la preoccupazione che ci ha fatti ammalare, sopportare nel migliore modo i sintomi di guarigione e
occuparci di non cadere ancora nella preoccupazione.

(sopportare nel modo migliore le molestie della pulizia attuale e non tornare a lasciare più immondizia nella strada)

Riassunto

L'acqua di mare ci aiuterà in ogni modo.

Però se abbiamo superato una preoccupazione grave non ci eviterà di passare per i sintomi che si producono nella fase di recupero del corpo.

I sintomi dureranno meno giorni, con più benessere generale, però il corpo produrrà in ogni caso questi sintomi perché si sta curando.

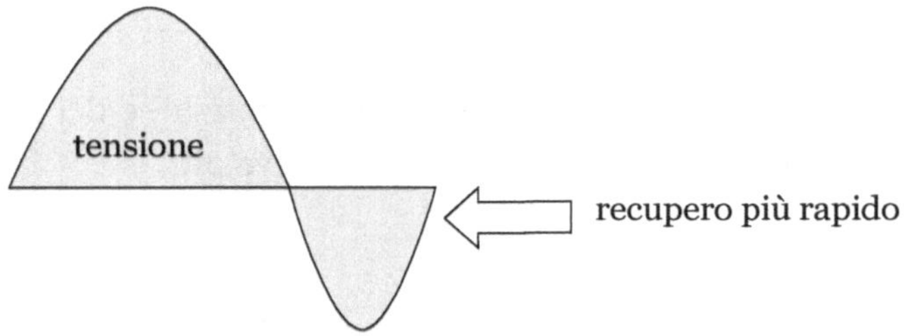

Quando si stanno aggiustando i buchi di una strada dobbiamo sopportare per qualche giorno i rumori e le molestie dei lavori in corso.

(Se lo impediamo, non avremo mai la strada aggiustata).

Capitolo 2

A che cosa serve l'acqua di mare?

Possiamo usare l'acqua di mare:

- come nutrizione
- come prevenzione
- per disintossicare
- per risolvere piccoli problemi
- come aiuto nella cura delle malattie
- in caso di pronto soccorso o malattia terminale

Come nutrizione

> La prima cosa che raccomandano nelle squadre di corridori di bicicletta a un nuovo ciclista è:
> "devi bere acqua di mare"

È la migliore sostanza idratante isotonica per gli sportivi o in caso di eccessivo sudore:

- Quando sudiamo facendo sforzo fisico, perdiamo sali che possiamo ripristinare con l'acqua di mare.
- In Nicaragua, generalmente, bevono un quarto di litro al giorno (di acqua di mare pura), poiché per tutto l'anno la temperatura è elevata.

Possiamo usarla come sostituto del sale nel cibo (vedi più avanti il suo uso culinario).

Apporta anche oligoelementi (oro, argento, rame...) che non sono presenti nel sale raffinato.

> Ci sono alcuni alimenti lavorati (come il pane) che normalmente si preparano con sale raffinato. Possiamo compensare la loro carenza di oligoelementi con quelli dell'acqua di mare.

Come prevenzione

Bevendo acqua di mare miglioreremo il nostro stato generale e così avremo migliore disposizione d'animo per sopportare gli inevitabili contrattempi della vita (e non ammalarci per questo).

È utile anche per evitare intossicazioni.

Esempi:

- se siamo ben nutriti di iodio per aver bevuto acqua di mare, il nostro corpo non ha bisogno di assimilare iodio dall'esterno, che potrebbe provenire anche da un disastro nucleare. (Per questo distribuivano pastiglie di iodio in Giappone dopo Fukushima);
- in caso di asportazione di amalgami dei denti, é raccomandabile bere acqua di mare prima e dopo[*] e fare lavaggi durante l'estrazione.

Nei paesi con rischio di denutrizione infantile, somministrando tre bicchierini al giorno di acqua di mare si ottengono buoni risultati.

> Nel capitolo sul Nicaragua si narra come già al principio del secolo XX si beveva acqua di mare in zone costiere remote.

(*) dentista svizzero che spiega l'uso medicinale dell'acqua di mare: www.haroutunian.ch/depose_amalgames.htm

Per disintossicare

Quando si comincia a bere acqua di mare si sente un miglioramento generale. Ci si sente meglio e con più energia. Si normalizza il funzionamento di tutto il corpo.

Ciò è dovuto al fatto che le cellule del nostro corpo sono bagnate nel liquido interno e funzionano meglio quando è pulito.

L'acqua di mare è un'aggiunta di liquido pulito che fa in modo che tutte le cellule comincino a essere più attive, ognuna con la sua funzione.

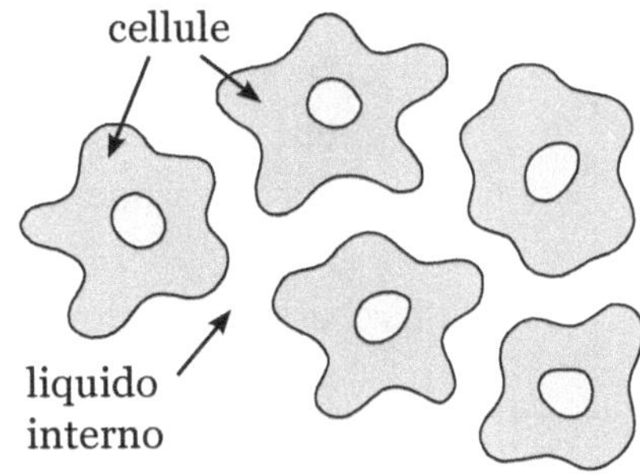

> Nello stesso modo in cui una macchina funziona meglio e consuma meno quando cambiamo l'olio.

È particolarmente utile per pulire questo liquido interno quando è sporco, intossicato. Che sia per:

- mangiare o bere alimenti con additivi chimici
- coltivare cattivi pensieri
- vivere o lavorare in ambienti contaminati
- assumere farmaci

Quest'ultimo caso è narrato nel capitolo di uso veterinario, dove un cane moribondo intossicato da farmaci, si recupera in poche ore.

Come esempio del suo potere disintossicante, nelle indicazioni del vademecum medico francese del 1975 si diceva: "(l'acqua di mare isotonica) dissolve gli antibiotici".

Elimina anche le intossicazioni ereditate, come dice lo stesso vademecum: "eliminazione di tare fisiologiche" (ereditarie) e possiamo trovare spiegazioni di quest'uso nella bibliografia.[2]

Il nostro corpo può essere intossicato anche dalle secrezioni interne di adrenalina e altri ormoni quando viviamo cattivi pensieri, quando ci facciamo "il sangue avvelenato".

> **Trucco**
>
> Quando facciamo le cose di malavoglia, stiamo coltivando un pensiero di rifiuto che ci danneggia il corpo e ci stanca molto.
>
> Si decidiamo di fare cose, è meglio farle volentieri.
>
> Esternamente possiamo mostrarci come meglio convenga socialmente, però internamente possiamo mantenerci allegri.
>
> E così ci stanchiamo meno e non danneggiamo il corpo.

> Ci intossichiamo con i farmaci, i prodotti chimici in cibi e bevande (come zucchero o sale raffinato) e i cattivi pensieri.
>
> Se beviamo acqua di mare per disintossicarci, è ovvio che ci conviene anche smettere di intossicarci con tutte queste cose.

Per risolvere piccoli problemi di salute

I piccoli problemi di salute si risolvono facilmente con l'acqua di mare: gastrite, stitichezza, insonnia, crampi, ... anche le piccole ferite del corpo o piaghe della bocca cicatrizzano meglio lavandole con acqua di mare.

> I piccoli problemi di salute possono essere indicatori o l'inizio di malattie più gravi che dobbiamo indagare.

Come aiuta nella cura delle malattie

Le cause per cui ci ammaliamo sono:

- nutrizione insufficiente (come nel caso dello scorbuto, tipico dei marinai che non si alimentavano né di frutta né di verdura nei loro lunghi viaggi);

- traumi (ferite, ustioni, sforzi eccessivi o esposizione ad ambienti a cui non siamo abituati: bruciature dal sole alla spiaggia o in alta montagna, etc.);
- intossicazioni;
- preoccupazioni gravi (che possono produrre cancro, artrosi, cataratta, etc.).

In quest'ultimo caso le malattie ci producono disturbi di un certo tipo nel periodo in cui le stiamo incubando (quando siamo preoccupati), e altri tipi di sintomi quando abbiamo già risolto la preoccupazione e il corpo si sta recuperando.

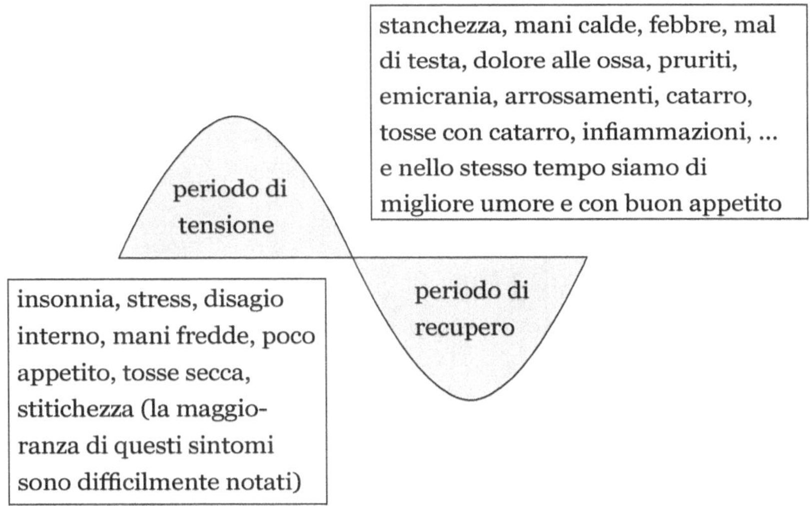

Spesso, non prestiamo attenzione ai disturbi della prima fase perché siamo ossessionati dalle nostre preoccupazioni. E così non diamo importanza all'insonnia o alla mancanza di appetito.

> Chi dà importanza al mangiare o al dormire quando ha la testa occupata tutto il giorno da un problema grave?

Quando risolviamo la preoccupazione, il corpo comincia a riprendersi dallo sforzo precedente.

Giacché non siamo più ossessionati dal nostro problema precedente, cominciamo a prestare attenzione ad altre cose. E fissiamo la nostra attenzione sui nuovi sintomi che produce il corpo: così li interpretiamo erroneamente come l'inizio di una malattia.

Con il punto di vista di Hamer possiamo interpretare in maniera corretta quello che sta facendo il corpo e qual è realmente la causa dello squilibrio.

> A volte la persona conosce perfettamente la causa della sua malattia: "Questo cancro all'utero me lo ha fatto venire il mio ex marito".

Hamer ci spiega con quale shock emozionale è cominciato il problema e come evolve ogni malattia. E ci dice cosa fare in ogni fase.

Si stiamo ancora nella prima fase di tensione, dobbiamo risolvere la preoccupazione per poter passare alla guarigione.

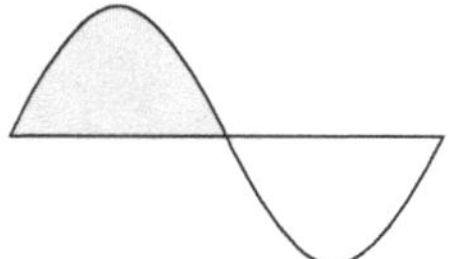

L'acqua di mare, i farmaci e molti altri rimedi possono alleggerire o eliminare i sintomi del periodo di tensione senza che si sia risolta la vera causa.

In questo caso ci trasformiamo in malati cronici, e dipendiamo continuamente da un rimedio o una terapia.

> Se una ruota della macchina perde aria, possiamo gonfiarla ogni mattina o aggiustare il buco e dimenticarci del problema.

Se siamo già nella fase di recupero, l'acqua di mare ci faciliterà la guarigione.

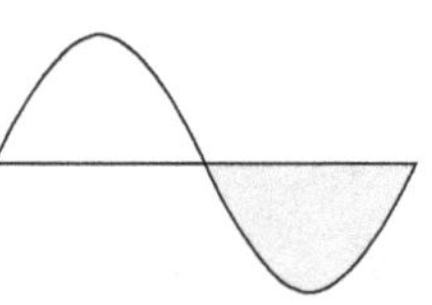

Nei casi più gravi, di tumori grandi, può essere necessario assumere qualche farmaco antinfiammatorio. Più avanti daremo più dettagli.

In caso di pronto soccorso o malattia terminale

In caso di pronto soccorso, l'uso di acqua di mare (isotonica) al posto del siero convenzionale, produce guarigioni "miracolose" in poche ore, come quelle riportate da Quinton nel libro *"Plasma di Quinton. Il mare che guarisce."*

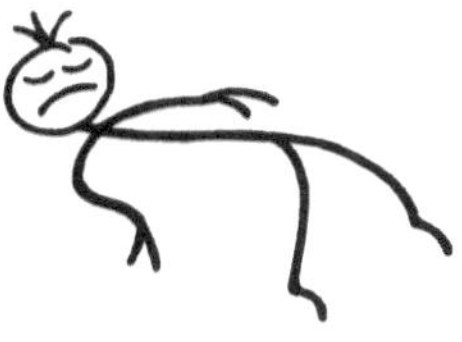

In questo testo si spiega come bambini moribondi disidratati dal colera o persone avvelenate, recuperavano la salute in poche ore.

Per le trasfusioni apporta vantaggi importanti:

- non esistono problemi d'incompatibilità di gruppo sanguigno;
- è più facile procurarsi acqua di mare che trovare donatori;
- si può applicare a persone le cui credenze proibiscano le trasfusioni.

In che quantità assumerla?

Come nutrizione, come prevenzione, o per risolvere piccoli problemi, è sufficiente che ne prendiamo due cucchiai da minestra al giorno.

> Se ne beviamo di più, si può mettere in moto nel nostro corpo un processo di recupero intenso che richiede di capire il metodo di Hamer per non confondere i sintomi di guarigione con una cosa negativa.

Una volta deciso di bere acqua di mare in abbondanza non esiste una dose raccomandata dato che non si prende come medicina ma come un alimento o una bevanda.

Calcoliamo quanto sole prendiamo? No, stiamo attenti solo nei primi giorni della stagione estiva, o se abbiamo la pelle molto bianca.

Con l'acqua di mare succede lo stesso. Una volta cominciata a bere e passata la possibile crisi di riparazione, non misuriamo più quanta ne assumiamo, nello stesso modo in cui non contiamo le patate o le insalate che mangiamo.

Come dose nutritiva o preventiva il dott. Goizet raccomandata nel suo libro[6] del 1871:

- neonati fino ai 6 mesi: un cucchiaino da caffè (3 cc) di acqua di mare sciolta nel latte;
- da 6 mesi a un anno: un cucchiaino da caffè di acqua di mare alla mattina e una alla sera;
- da un anno: un cucchiaino da caffè di acqua di mare alla mattina e due alla sera;
- da due a 3 anni: due cucchiaini alla mattina e due alla sera;
- da 4 a 7 anni: un bicchiere piccolo (50 cc) alla mattina e uno alla sera;
- da 8 a 11: un bicchiere piccolo alla mattina e due alla sera;
- da 12 a 15 anni: un bicchiere medio (75 cc) alla mattina e alla sera;
- adulti: un bicchiere grande (100 cc) alla mattina e alla sera.

La regola è:

Bere la quantità più grande possibile finché le feci siano tenere però mantenendo la forma (più o meno uno o due bicchieri di acqua di mare pura al giorno). Questa dose possiamo berla diluita in bevande o mescolata al cibo. Non contiamo in questa quantità l'acqua di mare che si usa per cuocere ed è scaldata a temperatura maggiore di 44 gradi.

Se esageriamo la dose e le feci sono liquide, allora ne beviamo meno o sospendiamo del tutto per un paio di giorni, fino a che le feci non mantengono di nuovo la forma.

L'acqua di mare è ideale in alcuni casi: disidratazione, ustione, intossicazione, emorragia,... o in malattie terminali.

Per quasi tutti l'acqua di mare è conveniente per i suoi effetti nutritivi e disintossicanti.

- Assunta in piccole dosi (uno o due cucchiai al giorno) è nutritiva e depurativa e non provoca grandi processi di guarigione (né sintomi spettacolari come dolori alle ossa, alla testa, infiammazioni, prurito...).

Il corpo comincia a funzionare normalmente, ci sentiamo leggeri e pieni di vita.

- Dosi maggiori richiedono una decisione serena da parte del malato, perché probabilmente sente o intuisce meglio di nessun altro se deve farlo.

  Anche se molta gente la beve e ne trova beneficio, può darsi che a qualcuno non faccia bene (vedi paragrafi seguenti).

Più ne beviamo, più intensi e brevi saranno i processi depurativi o di guarigione.

  (Se si presentano sintomi di guarigione come mal di testa e vogliamo alleviarli, diminuiamo la dose di acqua di mare e rinfreschiamoci la testa. Vedi informazioni dettagliate nel capitolo 9: "Guida terapeutica per i malati").

L'uso medico dell'acqua di mare è rischioso in certi casi:

- quando il malato non conosce Hamer e può confondere i sintomi di guarigione con una nuova malattia;
- nei casi menzionati da Hamer come difficili da trattare: alcuni problemi psicologici gravi o complicati;
- quando una persona è passata per un periodo di preoccupazione prolungata o intensa – lo sforzo di guarigione può richiedere una forza che il paziente non ha.

In questo caso bisogna rallentare il recupero perché non si esauriscano le energie del malato.

Per maggiore sicurezza, chiedere a un medico che conosca il punto di vista di Hamer.

Leggendo la TAC cerebrale, un esperto sa quale sarà l'intensità e durata della fase di recupero e se è necessario prendere un farmaco per rallentare il processo.

Capitolo 3

Questioni pratiche

Come berla?

Possiamo fare bagni o introdurla nel corpo attraverso qualunque orifizio senza nessun problema.

> L'unica cosa che non dobbiamo fare è **lavarci tutti giorni l'interno del naso con acqua di mare pura**.
>
> Ogni tanto possiamo usarla pura, però non tutti i giorni.

Possiamo berla, fare gargarismi, bagni oculari, lavare i condotti uditivi.

> Se scaldiamo l'acqua di mare sopra i 44 gradi, essa perde le sue migliori proprietà.
>
> Se vogliamo renderla tiepida, bisogna farla scaldare a bagnomaria mescolandola continuamente e ritirarla dal fuoco prima che scotti il dito.[*]
>
> L'acqua scotta quando è sopra i 44 gradi.

(*) Possiamo anche scaldare l'acqua in un'incubatrice (vedi l'appendice 3: "Invenzioni casalinghe")

Bevuta

La possiamo bere così com'è nel mare o diluita.

Ricordiamo che se mescoliamo un bicchiere di acqua di mare con 3 bicchieri di acqua normale, otteniamo acqua di mare **isotonica**, che ha la stessa quantità di sale dei liquidi del nostro corpo.

Dato che ha la stessa quantità di sali del nostro corpo, non la sentiamo né salata né insipida e non produce sete.

Se assumiamo cibi o liquidi salati questo produce sete. Il corpo chiede di compensare questo eccesso di sale con acqua normale o frutta o verdura.

(Vedi dettagli nell'appendice 1: "Base scientifica").

> È possibile che ci siano persone ammalate che non si rendono conto che il corpo sta chiedendo acqua normale. In questo caso è meglio che la bevano isotonica.

Possiamo bere qualunque quantità di acqua di mare isotonica e non sentiremo sete.

> **Come preparare la migliore bevanda isotonica**
>
> - mescoliamo in una bottiglia 3 quarti di litro di acqua normale con un quarto di acqua di mare;
> - possiamo aggiungere un po' di sapore con succo naturale o zucchero panela.

È la migliore bevanda isotonica perché è la cosa più simile al liquido che bagna le cellule del nostro corpo. In questa soluzione isotonica le cellule del nostro corpo vivono a proprio agio. (come verificò Quinton con i globuli bianchi). In qualunque altro liquido muoiono.

In qualsiasi modo la beviamo, è meglio mantenerla un po' nella bocca prima di inghiottirla. L'ideale è diluirla con la saliva e inghiottirla quando non la notiamo più salata.

L'acqua di mare è diuretica. Non conviene berla prima di un viaggio in autobus o un concerto di opera lirica.

Più ne beviamo (sia diluita che pura) più le feci saranno morbide.

Possiamo anche aggiungerne una piccola quantità all'acqua che beviamo normalmente.

Se beviamo acqua imbottigliata possiamo aggiungere una piccola quantità alla bottiglia (per esempio in una bottiglia da otto litri si aggiunge fino a un piccolo bicchiere di acqua di mare).

Questa piccola quantità migliora il sapore dell'acqua e apporta oligoelementi che non ha l'acqua normale, specialmente se abbiamo un filtro a osmosi inversa o un distillatore.

Se beviamo acqua di rubinetto possiamo riempire la bottiglia e aggiungere acqua di mare.

A volte toglie l'appetito se la beviamo prima di mangiare. Però non conosciamo nessuno che viva bevendo unicamente acqua di mare.

Sembra che in questo senso il corpo possa fare una cosa incredibile: ci sono persone che vivono senza mangiare né bere o solo bevendo.

In Europa sono famosi i casi di Therese Newmann o S. Niklaus von Flüe che vivevano solo ricevendo ogni giorno il sacramento della comunione.

Come si può vedere nel documentario "Cibo di luce" di P. Straubinger, questo è comune in diverse culture del mondo e anche fra gente non particolarmente religiosa.

È possibile sopravvivere solo con acqua di mare per un certo tempo in casi eccezionali (naufragi, catastrofi...).

Gli scienziati hanno dimostrato il vantaggio per i naufraghi di bere acqua di mare **in piccoli sorsi** per sopravvivere più tempo.

Pulizia dentale e risciacqui

Possiamo usarla per spazzolarci i denti e per sciacquarci la bocca.

Va bene anche per curare le piaghe della bocca.

In caso di denti con carie avanzate (che hanno sensibilità) fare risciacqui con acqua di mare serve come rimedio <u>momentaneo</u>. E in questi casi ogni volta che assumiamo alimenti o bevande acide (come agrumi, vino o birra) dobbiamo sciacquarci la bocca con acqua di mare.

Attenzione

Ricordiamo quello che diceva Ernest Adler su quanto sia dannoso "uccidere il nervo" dei denti (devitalizzazione).

E già lo diceva Weston A. Price un secolo fa.

Potrebbe succedere che con l'acqua di mare stiamo cercando di eliminare sintomi (un ascesso, un dolore) che ci indicano un problema che non vediamo: un dente con nervo "ucciso" che ci sta perturbando il funzionamento degli organi collegati al suo meridiano (vedi la pagina web del libro e [4]).

Iniettata

Ricordiamo che non è legale iniettarla per via parenterale – in vena – nell'Unione Europea.

La forma più comune di utilizzo è con iniezioni sottocutanee. In linea generale, René Quinton raccomandava per un adulto una dose minima di 700 cc di acqua di mare isotonica ogni 5 giorni. (1-1,5% del peso corporeo).[1]

Per indicazioni più precise vi rimandiamo alle dosi specificate nei suoi libri e nella pagina web canadese citata alla fine di questo capitolo.

Nell'appendice 2 "Come fare iniezioni sottocutanee" spieghiamo i dettagli del procedimento.

In casi gravi o di pronto soccorso (come emorragie) si possono iniettare litri di acqua di mare isotonica (dato che è **identica** al siero sanguigno) senza problemi per i reni. In questo caso s'inietta per via endovenosa (su questo tema vedi capitolo 5: "Domande frequenti").

Per via rettale

Per assorbirla, non come pulizia intestinale.
Possiamo usare una siringa da 50 cc a qui aggiungiamo il cannello di una peretta (per enemi). La siringa e la pera si vendono in farmacia, il tubo di plastica nei negozi di ferramenta.

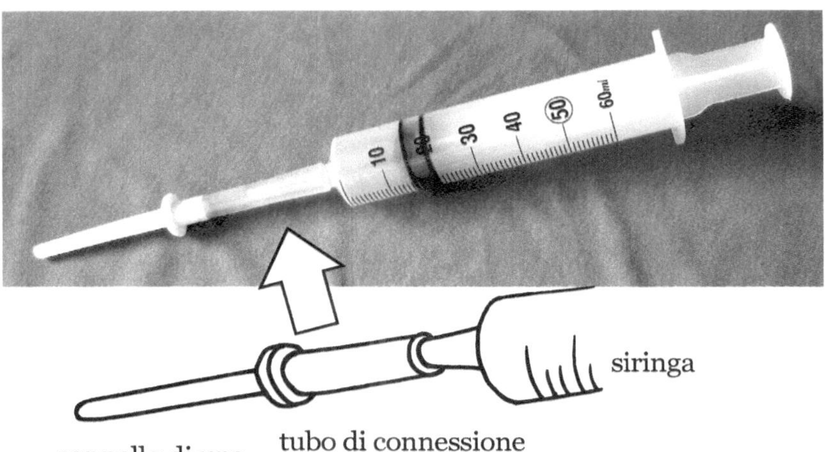

Possiamo così controllare molto bene la quantità che introduciamo.

Perché se introducessimo più di una piccola quantità di acqua di mare pura il corpo la espellerebbe dopo poco tempo.

Anche in questo caso qualcosa sarà stato assorbito, però è più conveniente introdurre molto poca acqua di mare pura (5 cc) o introdurne, purché isotonica. In questo modo non sarà espulsa.

Possiamo introdurre grande quantità (fino 500 cc) di acqua di mare isotonica ed è facile resistere all'espulsione. In questo caso possiamo usare direttamente la pera per enemi.

Vantaggi di questo metodo: è efficace e quasi tanto rapido quanto l'iniezione in vena, dato che non deve passare per il tubo digestivo. È facile e veloce da applicare e permette di introdurre grandi quantità di acqua di mare isotonica.

Per pulire l'intestino

Anche se possiamo usarla per fare una pulizia del colon, è molto più efficace il metodo chiamato Shank Prakshalana che proviene dall'India, perché pulisce tutto il tubo digestivo, includendo tutto l'intestino e non solo il colon.

Consiste nel bere a poco a poco acqua di mare isotonica a temperatura corporea, facendo movimenti semplici per favorire la sua avanzata per tutto il tubo digestivo, finché quella che esce del retto è pulita come quella che stiamo bevendo (approssimativamente 4 litri).

Un altro vantaggio di questo metodo rispetto alla pulizia del colon è che, dato che non richiede apparati speciali, la possiamo fare comodamente in casa. Maggiori informazioni nella pagina web del libro.

Lavaggi oculari

Possiamo mettere gocce nell'occhio con un contagocce o possiamo usare degli occhiali da piscina a rovescio: invece di usarli nella piscina perché non

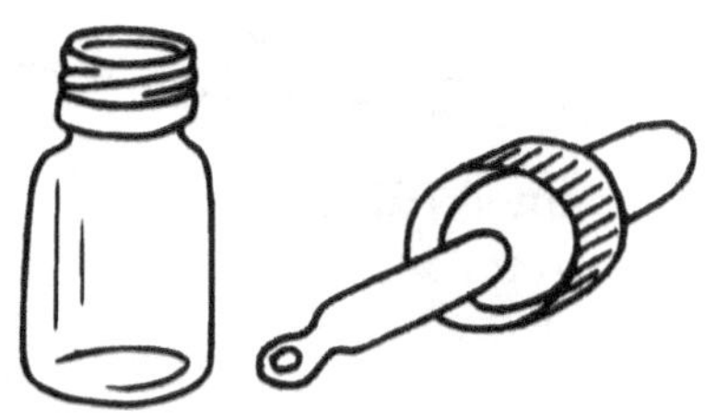

entri l'acqua negli occhi, la usiamo fuori perché non esca l'acqua che mettiamo dentro.

Li riempiamo di acqua di mare e li aggiustiamo bene agli occhi, con l'elastico ben teso in modo che l'acqua non esca.

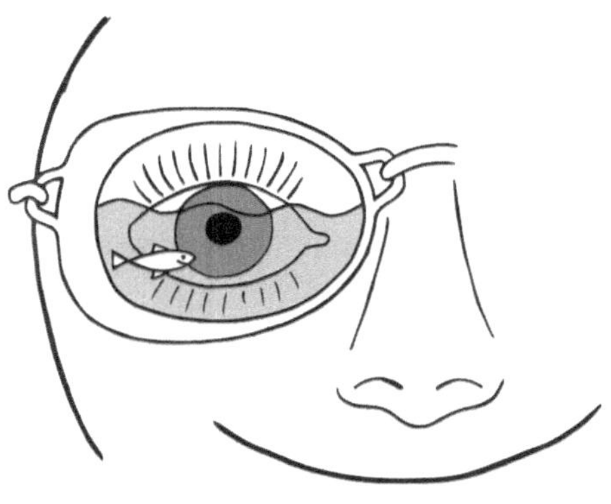

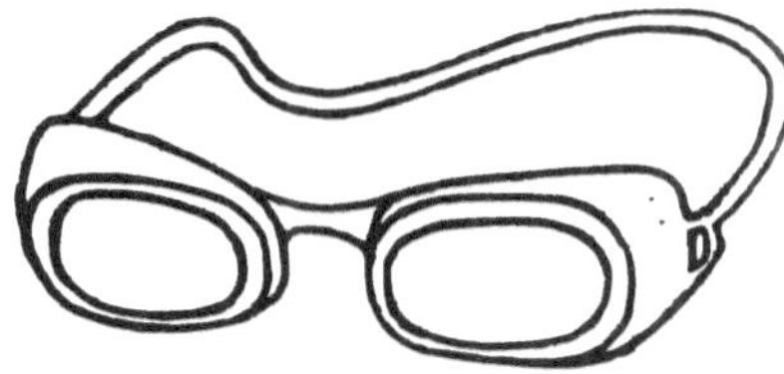

Possiamo usare acqua di mare isotonica o pura. Se la usiamo pura, può bruciare un po' gli occhi e arrossarli. È come aprire gli occhi sott'acqua, nel mare. Ci sono persone a cui brucia molto, ad altri niente, o solo nei primi giorni.

Nebulizzata

Possiamo usare un piccolo nebulizzatore in qualunque situazione.

Se nebulizziamo acqua di mare in una stanza l'assorbiremo attraverso il naso, se la usiamo sulla pelle ci rinfrescherà.

Gli abitanti delle zone costiere respirano continuamente in questo modo poiché la brezza marina trasporta gocce d'acqua di mare verso l'interno. Lo stesso vale per i viaggi in mare.

Per questo motivo il ferro si ossida più velocemente vicino al mare.

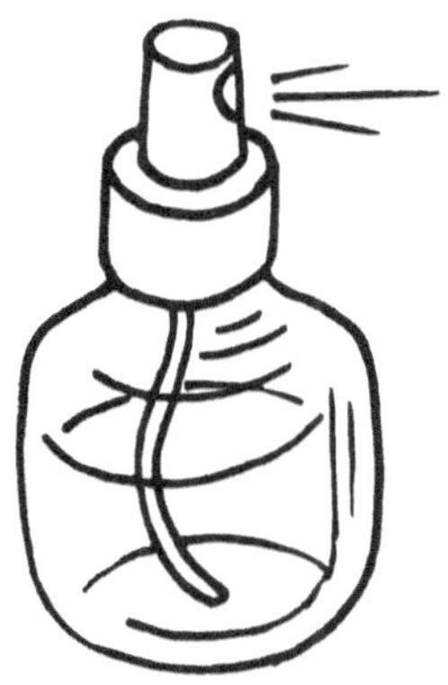

Lavare il setto nasale

Tradizionalmente si faceva quello che in India si chiama "Jala Neti", che consiste nell'usare la "lota" (una specie di piccola teiera) per introdurre l'acqua da una narice e lasciarla uscire dall'altra, però si può anche usare una siringa da 50 cc (senza ago). Per un uso occasionale possiamo diluirla alla metà: 50% acqua pulita e 50% acqua di mare.

> Per uso quotidiano dobbiamo usare solo acqua di mare isotonica.

> Nella clinica del dott. Pros a Barcellona si offrono vari trattamenti con acqua di mare per malattie respiratorie e delle vie uditive.

Pulire i condotti uditivi

Per togliere i tappi di cerume dalle orecchie, stando in piedi, introduciamo l'acqua di mare con una peretta o una siringa senza ago e lasciamo che esca normalmente. La applichiamo tre volte al giorno e l'acqua di mare dissolverà la cera.

Possiamo anche metterci alcune gocce nel condotto uditivo prima di andare a letto in modo che cominci a sciogliere la cera, sdraiandoci sul lato opposto all'orecchio chiuso.

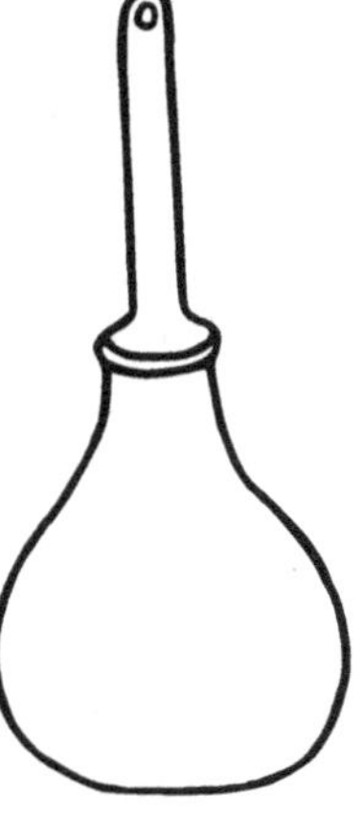

Bagno

Quando ci bagniamo nel mare assorbiamo l'acqua attraverso la pelle, cosi come assorbiamo qualunque crema che ci spalmiamo.

Se usiamo oli e creme che non si sciolgono in acqua, impediamo che la nostra pelle assorba l'acqua di mare.

Si vogliamo fare bagni di acqua di mare calda in casa, possiamo costruire un "ofuro", come spieghiamo nell'appendice 3.

Caduta dei capelli

Nel libro del dott. Goizet[6] si racconta il caso di una persona che aveva perso completamente i capelli. Durante un viaggio di cinque mesi in mare, faceva la doccia due volte al giorno con acqua di mare e in più faceva frizioni in testa alla mattina e alla sera con acqua di mare. Alla fine del viaggio la sua testa era coperta da una capigliatura abbondante.

Dove raccoglierla?

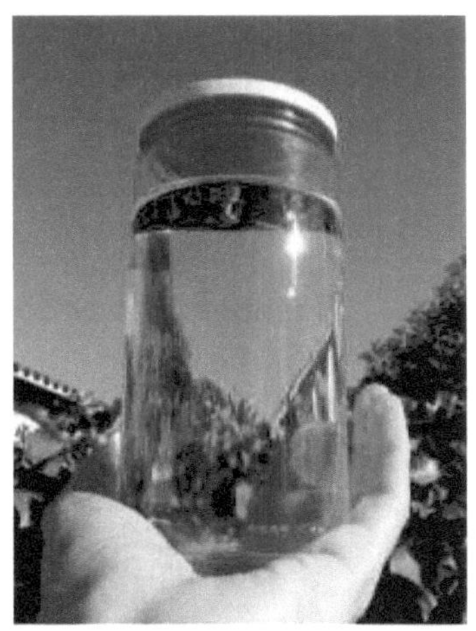

Esempio di acqua di mare: trasparente e pulita, raccolta dalla spiaggia e lasciata riposare in modo che tutta la sabbia che è in essa contenuta rimanga nel fondo.
Perfettamente trasparente senza nessun trattamento o filtraggio.
Se si ha una barca a disposizione o se qualcuno la può portare da mare aperto è meglio, però anche quella della spiaggia mantiene tutte le proprietà.

Possiamo prenderla da qualunque spiaggia dove si veda pulita e non abbia cattivo odore.

Se la raccogliamo nell'epoca estiva quando tutti fanno il bagno, possono esserci oli o creme abbronzanti che galleggiano sulla superficie dell'acqua. Per evitarli immergiamo una bottiglia chiusa, apriamola sotto la superficie dell'acqua e lasciamo che si riempia.

Se possiamo rifornirci di acqua di mare prima della stagione estiva ci risparmiamo questa precauzione.

È meglio evitare di raccoglierla vicino alla foce dei fiumi o dopo una pioggia abbondante, perché arriva molta acqua dolce al mare. È anche meglio evitare di raccoglierla vicino alle città.

Conservazione

Si mantiene indefinitamente al riparo del sole senza bisogno di rimanere in frigorifero.

Solo se quando la raccogliamo contiene molte alghe e non la filtriamo farà cattivo odore e si guasterà. Se è cosi la possiamo usare per irrigare le piante diluita con acqua dolce.

Dove comprarla

In **Italia**:

- In farmacia si vendono vari prodotti che contengono esclusivamente acqua di mare per pulizia nasale, di occhi e orecchie, in adulti e bambini.
- Ci sono tre aziende che la vendono imbottigliata a prezzi popolari (vedi "Acquistare acqua di mare" in martini13.com):
  - aquamarina.info che proviene dal mare del Nord e la troverai nei supermercati e nelle più fornite pescherie.
  - marentia.it che proviene da Sardegna.
  - www.steralmar.it (attenzione, tolgono il Boro).

In altri paesi:

In **Spagna** ci sono molte aziende. Le più importanti sono:

- www.aguademar.com.es (1 € al litro)

- www.ibizayformenteraaguademar.com (1 € al litro)
- www.aquademar.eu (1 € al litro)
- www.quinton.es (100 € al litro qualità farmacologica)

In **Germania** l'azienda www.biomaris.com la vende a circa 6 € al litro.

In **Svizzera** l'azienda www.bioceanplasma.com.

In **Francia** l'azienda www.oceanik-bretagne.fr vende acqua di mare a 7,50 € per 5 litri.

In **USA** si vendono i prodotti Quinton, però solo attraverso professionisti della salute.

In internet si può comprare in:

- www.oceanplasma.net (azienda canadese. Acqua filtrata e ozonizzata. Nella pagina web del libro c'è informazione sulla non convenienza dell'ozonizzazione).
- www.farmacia-internacional.net (manda i prodotti Quinton in tutto il mondo).

In altre paesi (USA, Giappone, Brasile) si trova in vendita acqua di mare parzialmente desalinizzata. Può servire per chi vive lontano dal mare o ancora non conosce i benefici dell'acqua di mare nel suo stato naturale.

Informazioni in Internet

- **www.Oceanplasma.org** (in francese e inglese)
  Pagina web molto completa di medici canadesi che utilizzano l'acqua di mare.

- **www.the-savoisien.com/wawa-conspi/viewtopic.**

php?id=1937 (in francese) Pagina web che contiene indirizzi di medici che usano l'acqua di mare in Francia.

- **www.youtube.com** (in francese)
  Si trovano video del dott. Epineuze che applicava iniezioni sottocutanee per curare il 100% delle ernie al disco non operate (cercare Epineuze).

- **www.Quinton.es** (in spagnolo)
  Azienda che prepara e commercializza acqua di mare microfiltrata e preparata con procedimenti di qualità farmacologica.

- **www.Oceanplasma.net** (in inglese)

- **www.martin13.com** Pagina web del libro (in spagnolo, francese, russo...).

- **www.martini13.com** Pagina web del libro (in italiano).

Capitolo 4

Cucinare con acqua di mare

Ultimamente molta gente ha cominciato a cucinare con acqua di mare però in alcuni posti questo si è sempre fatto. In particolari in Spagna:

- il "pulpo a feira" in Galizia
- le "papas arrugás" nelle Isole Canarie
- per cuocere frutti di mare
- per preparare la "paella"

Il sapore dei piatti preparati con acqua di mare è migliore che non se utilizziamo sale marino. Inoltre, non lascia sapore di pesce.

Se viviamo lontano dalla costa è più costoso cucinare con acqua di mare tutti giorni, specialmente se la facciamo bollire e parte dell'acqua evapora.

Più avanti spieghiamo i trucchi per cucinare con acqua di mare senza scaldarla. Con ciò otteniamo due benefici:

1. non scaldandola oltre la temperatura del corpo, mantiene le sue migliori proprietà
2. non essendoci evaporazione se ne consuma meno

Per cucinare con acqua di mare dobbiamo considerare la quantità di acqua che contengono gli ingredienti (e non aggiungere sale, ovviamente).

Sarebbe a dire:

- Se facciamo uno stufato di patate con zucchine usiamo metà acqua di mare e metà acqua dolce, dato che le patate e le zucchine sono ingredienti con molta acqua.

  Perciò, una volta che abbiamo soffritto tutti gli ingredienti (aglio, cipolla, patata, etc.) aggiungiamo l'acqua dolce e l'acqua di mare in modo che copra il tutto. Qualche minuto prima di spegnere il fuoco, aggiungiamo le zucchine e altre verdure tenere.

- Se facciamo una paella di verdura che apporta la sua acqua, allora aggiungeremo più acqua di mare (metà e metà). Se la facciamo solo di riso che non apporta nessuna quantità di acqua, la proporzione sarà di una parte di acqua di mare e tre d'acqua dolce.

- I fagioli si cuociono senza sale (sennò non si cuociono) e alla fine, invece di aggiungere sale, si aggiunge acqua di mare.

Bevande e piatti freddi

Succhi di frutta

- Il sapore della frutta nasconde l'amaro dell'acqua di mare. Per esempio, se in un bicchiere di spremuta d'arancia si aggiunge un terzo di acqua di mare, l'acqua di mare non si nota per niente e il succo migliora il suo sapore.

  Si può provare anche con frullati di banana o altra frutta.

Sangria

- Si prepara nello stesso modo del succo di frutta e si aggiunge vino rosso.

Limonata

Se prepariamo per esempio 300 cc di limonata (acqua dolce e succo di limone) possiamo aggiungere non più di 100 cc di acqua di mare. Se ne mettiamo di più non ci disseta.

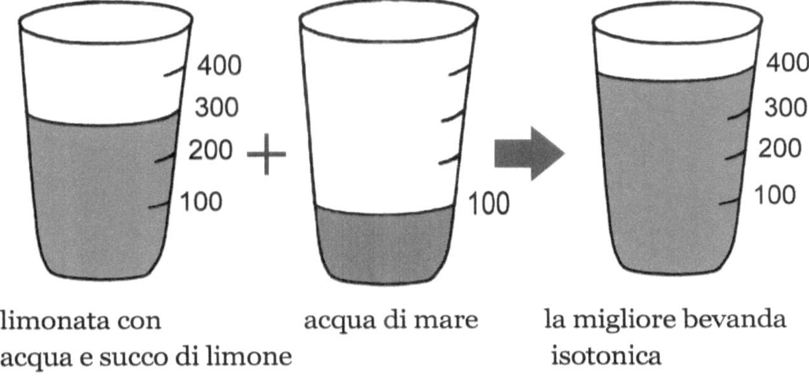

limonata con
acqua e succo di limone

acqua di mare

la migliore bevanda
isotonica

In questo modo si prepara la migliore bevanda isotonica che si possa immaginare.

Ovviamente per addolcirla non aggiungiamo zucchero bianco. La cosa migliore è aggiungere panela ("rapadura", "piloncillo") che è il succo evaporato, non raffinato, di canna da zucchero e che mantiene tutte le vitamine e minerali. Si trova nei negozi di commercio equo-solidale (in polvere), in grandi supermercati (coop) e nei negozi di prodotti latinoamericani in panetti.

Birra

- Se ne aggiungiamo una quantità molto piccola alla birra, le dà più corpo. Se l'entusiasmo per il risultato ci porta a berne troppa e il giorno dopo abbiamo i postumi della sbornia, possiamo alleviare il nostro malessere con acqua di mare. Ma non deve essere una scusa per bere troppo!

  In Spagna si può trovare in commercio una birra con un po' di acqua di mare.

Gazpacho

(si legge gaspacio, è un frullato freddo che si beve d'estate ed
è fatto con verdure crude frullate: pomodoro, cetriolo, cipolla,
aglio, peperone, capperi e olio)

- Dopo aver frullato tutti gli ingredienti insieme, si aggiunge
  acqua di mare a piacere.

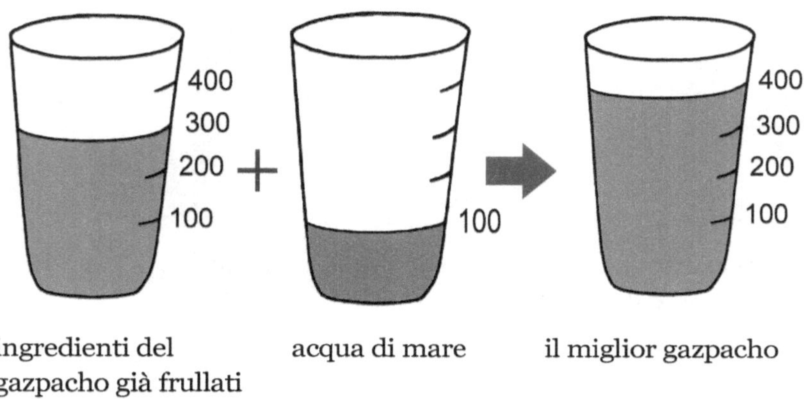

ingredienti del   acqua di mare   il miglior gazpacho
gazpacho già frullati

Panini

- Usiamo pane senza sale (normalmente il pane viene elaborato
  con sale raffinato) e versiamo sul pane un po' di acqua di mare.

Bruschette di pomodoro

- In Catalogna è tipico strofinare le fette di pane con un pomodoro maturo tagliato a metà e poi aggiungere un po' d'olio e
  sale.

  Se usiamo pane senza sale già secco e duro, dopo averlo
  strofinato con pomodoro possiamo inumidirlo con acqua di
  mare prima di mettere l'olio.

Insalate

- Possiamo condirle con acqua di mare invece che col sale.
Sia per i panini sia per le insalate possiamo usare un nebulizzatore
per controllare meglio la quantità ed è meglio aggiungere l'acqua di

mare prima degli altri condimenti, olio o salse, perché sennò scorre via e non impregna gli alimenti.

Insalata di frutta (macedonia)

- Una volta sbucciata e tagliata la frutta a pezzetti possiamo spruzzarla con acqua di mare con un nebulizzatore. L'acqua di mare fa risaltare il sapore della frutta. Se non abbiamo acqua di mare possiamo spolverizzare un po' di sale marino.

> L'acqua di mare è il miglior sale che possiamo usare per cucinare, perché anche il sale che vendono come sale marino normalmente è solamente cloruro di sodio e in più è sottoposto a lavaggio.

Piatti caldi

> Dato che l'acqua di mare perde le sue migliori proprietà se si scalda oltre i 44 gradi, per prepararci piatti caldi dobbiamo conoscere un piccolo **trucco**:
>
> Preparare piatti senza brodo o densi e dopo che si sono raffreddati abbastanza da non scottare al tatto si aggiunge l'acqua di mare.

Ci sono anche termometri che misurano il calore che emettono le cose senza toccarle (vedi appendice 3).

In questo caso conviene prima mescolare il cibo per non misurare solo la temperatura della superficie.

> Non utilizzare i termometri di mercurio per la febbre, che si romperanno sopra i 44 gradi.

Purè di patate

- Bolliamo le patate e le schiacciamo mentre sono ancora calde.
- Quando non scottano al tatto aggiungiamo l'acqua di mare. La misura giusta è quando rimane cremoso, né liquido, né troppo denso.
- Aggiungiamo un po' di olio e una foglia di prezzemolo.

Ecco un purè delizioso.

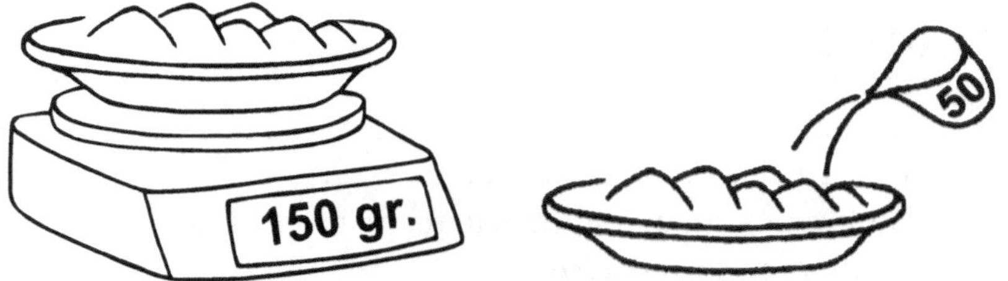

Per 150 grammi di patate bollite aggiungiamo circa 50 grammi di acqua di mare.

Creme di cereali

- Bolliamo la farina di cereali con poca acqua.
- Quando la togliamo dal fuoco aspettiamo che si raffreddi e aggiungiamo l'acqua di mare.

Zuppa di aglio

- Facciamo normalmente la zuppa di aglio, soffriggendolo e aggiungendo acqua dolce e pane spezzettato (ovviamente è meglio usare pane senza sale). Bisogna mettere poca acqua in modo che rimanga abbastanza densa.

- Quando è raffreddata sufficientemente aggiungiamo l'acqua di mare.

Banana fritta

- Tagliamo la banana a fettine e la friggiamo nella padella fino al punto che preferiamo (non è necessario che arrivi a dorarsi).
- Mettiamo nel piatto e aspettiamo che si raffreddi un poco. Aggiungiamo un poco di acqua di mare e mescoliamo bene.

Zuppe

- Possiamo preparare qualunque zuppa con poco brodo e senza sale. E quando la portiamo in tavola aggiungiamo un terzo di acqua di mare.

> La regola generale è che possiamo aggiungere un terzo di acqua di mare al volume che abbiamo preparato (e non aggiungere sale, ovviamente).

Altri usi in cucina:

- per togliere l'amaro alle olive (invece di usare acqua e sale)
- per mettere a bagno nella notte i ceci prima di cuocerli

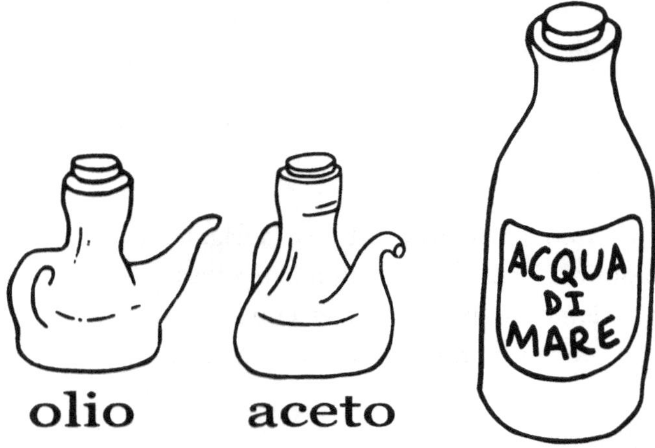

Si può tenere sulla tavola una bottiglia di acqua di mare perché la famiglia se ne possa servire a piacere come un condimento in più.

Capitolo 5

Domande frequenti

Se siamo in buona salute, sentiremo qualcosa bevendo acqua di mare?
Più una persona sta bene, meno effetti noterà.

L'acqua di mare perde le sue proprietà se si mescola con succhi o si diluisce?
No. Solo se si scalda oltre i 44 gradi, la temperatura che sopportiamo prima dell'ustione.

Tanta quantità di sale non sarà dannosa per i reni o la pressione del sangue?
Esperimenti realizzati con persone anziane, molte con ipertensione, dimostrano che normalizza la pressione ed è diuretica (qualunque libro di medicina spiega che i reni hanno bisogno del sodio contenuto nel sale per funzionare).

In esperimenti con cani a cui era stata iniettata una grande quantità di acqua di mare diluita, si è verificato che i reni erano capaci di eliminare 60 volte più urina del normale senza danni a lungo termine (vedi appendice 1: "Base scientifica").

L'acqua di mare ha qualche controindicazione?
Il vademecum medico francese[3] del 1975 dice che non ha nessuna controindicazione.

Però se ne beviamo più di due cucchiai grandi al giorno, può incominciare un processo di guarigione con i suoi propri sintomi e dobbiamo conoscere la visione di Hamer per comprendere bene quello che sta facendo il corpo.

Però il medico mi ha raccomandato di non assumere molto sale.
Dobbiamo chiedere consiglio a un medico che conosca la differenza tra il sale raffinato e il sale marino.

In Giappone, da quando si eliminarono per legge le saline e la produzione di sale marino, l'ipertensione è aumentata.[*]

Però l'acqua di mare è contaminata.
Nell'acqua di mare ci possono essere due tipi di contaminazione:

- la contaminazione biologica prodotta da microbi
- la contaminazione da prodotti chimici

La contaminazione biologica è possibile solo vicino alla foce dei fiumi o allo sbocco dei collettori delle fogne.

Il sale uccide qualunque microbo dannoso per l'uomo, e qualunque biologo sa che è impossibile coltivare batteri patogeni in acqua di mare.

> Il mare è meraviglioso, anche se è pieno di batteri nessuno è dannoso per l'uomo o l'animale. Il mare uccide solo i batteri dannosi. Dato che la nostra cellula nasce nel mare, possono solo esistere batteri compatibili e in simbiosi benefica con la cellula.

Per quanto riguarda la contaminazione da prodotti chimici, l'acqua di mare li elimina rapidamente da sopra e da sotto.

- Da sopra elimina quelli più leggeri, li lascia evaporare e vengono disintegrati dalla luce del sole.
- Da sotto depositandoli nel fondo, come quando raccogliamo

(*) L'informazione in inglese si può trovare in web.ako-kasei.co.jp/en/column/umigaanatawokaeru/index.html In caso che cambino la pagina web, si può recuperare l'informazione cercando "1971 site:ako-kasei.co.jp".

acqua di mare dalla spiaggia: sempre contiene un po' di sabbia che precipita rapidamente nel fondo.

In più i microbi contenuti nel mare digeriscono le sostanze tossiche rendendole innocue.

È come se il mare avesse una precisa ragione per mantenere le sue caratteristiche dato che, nonostante tutti cambi geologici, il mare ha mantenuto identica la sua composizione.

Cosa succede se ne bevo troppa (per esempio mezzo litro pura tutta in una volta)?

Al principio, naturalmente, verrà sete di acqua dolce. Bisognerà bere quello che richiede il corpo, che sarà più o meno il triplo di quello che si è bevuto di acqua di mare pura.

Probabilmente ci sarà diarrea. Se si smette di bere acqua di mare per un giorno o due le feci si normalizzeranno. Non conviene esagerare con l'acqua di mare pura dato che s'irrita inutilmente il tubo digestivo. Se si vuole fare una pulizia intestinale è meglio usare acqua di mare isotonica.

Cosa succede se bevo molta acqua di mare diluita (esempio 1 litro isotonica)?

Se sei in buona salute non noterai niente.

Più lo stato di salute è fragile, più si noterà un miglioramento generale.

Nella pulizia dell'intestino descritta nel capitolo 3 si utilizzano da 3 a 5 litri (in 4 o 5 ore).

> È normale bere un quarto di litro di acqua di mare pura al giorno però non tutta insieme.

Cosa ci succede se ne iniettiamo molta?

Peggiore è lo stato di salute e più miglioramento si noterà.

Se usiamo acqua isotonica possiamo iniettarcene litri senza nessun effetto dannoso.

Se siamo in buona salute e ci iniettiamo 250 cc non notiamo niente.

È come pulire una casa che è già pulita. Noteremmo qualche cambiamento? No.

Se la iniezione dei 250 cc sottocutanea si fa in un tempo relativamente breve, 15 minuti, si formerà un rigonfiamento della misura di una palla da tennis che ci metterà qualche ora a essere assorbito.

Gli animali a cui s'inietta acqua di mare pura in grande quantità (esempio 200 cc a un cane di 10 kg), rimangono prostrati per un certo periodo. Più quantità s'inietta, più tempo rimarranno prostrati.

Bevono il triplo di acqua dolce di quello che gli si è iniettato. Dopo si mostrano più vitali e ringiovaniti.

Nell'appendice 1: "Base scientifica" possiamo leggere alcuni esperimenti che fece Quinton con i cani. Usava acqua di mare isotonica.

È possibile che l'acqua di mare ci danneggi? A volte dopo averla bevuta si può sentire male di testa o alle ossa o...

Senza comprensione priva del punto di vista di Hamer, ci può sembrare che l'acqua di mare ci "faccia male" perché interpretiamo i sintomi di guarigione come malattie. Dolori di testa, infiammazioni, pruriti sono tipici della fase di guarigione.

È meglio confrontarsi con un medico o terapeuta che conosca il punto di vista di Hamer. Nel capitolo 13 è descritto il caso di una persona a cui l'acqua di mare all'inizio provocò sintomi che non si aspettava.

Non sempre i dolori si presentano nella fase di guarigione, ci sono malattie in cui i dolori si presentano nella fase di stress, come ulcere o angina, etc.

Siamo musulmani. L'acqua di mare è Halal?
Il centro culturale islamico di Valencia (Spagna) certifica che l'acqua di mare di prodotti Quinton è Halal (adatta al consumo per i musulmani).

È la stessa cosa usare acqua di mare o acqua con aggiunta di sale marino o salgemma?
Prima che si estendesse l'uso di sale raffinato era normale usare sale marino o salgemma tanto per le persone quanto per gli animali. Da sempre si sono usate le proprietà medicinali delle sorgenti di acque salate, come l'acqua di Carabaña in Spagna o quella del Great Salt Lake in USA.

Il sale marino e l'acqua di mare si usano in molte medicine, sia moderne che tradizionali (Aiurvedica).
Per esempio, il medicamento omeopatico più usato, il Natrum Muriaticum, è sale marino, anche se solo qualche laboratorio usa sale marino per produrlo, rispettando la formula di Hanemann. Ai suoi tempi non si raffinava il sale.

Se non c'è disponibilità di acqua di mare, l'acqua con sale marino o salgemma è un buon surrogato, però non ha tutte le proprietà dell'acqua di mare. Per esempio solo nell'acqua di mare diluita isotonica vivono perfettamente i globuli bianchi.

È meglio l'acqua dell'Oceano Atlantico contenuta nelle fialette della farmacia o le bottiglie confezionate (che è raccolta in un posto con vortici di correnti particolari) o l'acqua che raccolgo dalla spiaggia?
L'esperienza indica che l'acqua di qualunque spiaggia possiede tutte le sue poderose qualità.

Le acque di tutti mari e oceani hanno tutte lo stesso effetto?
Per quanto riguarda il suo effetto medicinale l'esperienza indica di sì.

L'acqua di mare perde proprietà nel trasporto?
È una domanda logica. Per esempio i produttori di vino sanno che

cambia il sapore del vino al livello del mare o in un posto elevato e
che conviene lasciarlo riposare dopo il trasporto.

L'esperienza medica di un secolo dimostra che l'acqua di mare
mantiene la sua proprietà anche se si trasporta.

Però non per questo dobbiamo andare a cercare un'acqua più
pura in una spiaggia lontana, perché sembra che la natura ci offra
quello che più ci conviene in ogni momento e luogo:

- la frutta matura in estate quando sudiamo di più e abbiamo
  bisogno di recuperare liquidi
- i fichi prodotti in un posto secco hanno meno acqua di quelli
  della costa: in un posto secco si suda meno e abbiamo bisogno
  di meno acqua nella frutta

Per questo è conveniente che il nostro cibo sia coltivato più vicino
possibile.

Con quale acqua diluire l'acqua di mare pura?

Con la stessa che si usa per bere.

In quanto tempo si sentono i suoi effetti?

Gli effetti sonno immediati. In genere in poche ore aumenta il benessere del corpo (vedi i casi spiegati più avanti).

Sto prendendo farmaci. Mi farà bene l'acqua di mare?

L'acqua di mare aiuta a ridurre gli effetti secondari dei farmaci e
funziona come un rigeneratore generale.

Raccomandiamo di assumere acqua di mare con la comprensione
del punto di vista di Hamer per cui solo in una percentuale di casi
molto bassa c'è bisogno di medicinali.

Ho un'ernia al disco, sciatica o mal di schiena... mi può aiutare l'acqua di mare?

Il dott. François Epineuze guariva il 100% di questi problemi usando
solo iniezioni sottocutanee di 250 cc di acqua di mare isotonica
attorno alle vertebre interessate in una, due, o tre sessioni. Il risultato
non è così buono quando si viene operati (vedi i suoi video in you-

tube). I medici che realizzano questo metodo lo chiamano in Spagna "hidrotomia percutanea".

Sono para-tetraplegico. Mi può aiutare l'acqua di mare?
È possibile e forse non sarebbe il primo caso. A fianco dell'acqua di mare si stanno sviluppando nuove tecniche mediche abbastanza naturali (utilizzando cellule della propria persona) che sono molto interessanti. Vedi lo studio della dott.ssa Almudena Ramón, o quello della dott.ssa Almudena Ramón Cueto o la ricerca della dott.ssa Marta Abad Collado di un prodotto terapeutico per la rigenerazione cellulare.

Ci sono casi in cui l'acqua di mare non produce effetto?
Sì, quando la persona che la beve è già sana o quando il malato ne assume troppo poca.[2]

Sono vegetariano. Posso bere acqua di mare?
L'acqua di mare contiene fitoplancton (piccole piante) e zooplancton (piccoli animali).

Le aziende che vendono acqua di mare devono microfiltrare l'acqua per venderla, cosi si eliminano tutti gli esseri vivi.

Negli animali, ha lo stesso effetto che nelle persone?
Sì.

Capitolo 6

Il punto di vista medico di Hamer

Se vado a una festa con un paio di scarpe molto belle che però mi vanno strette,

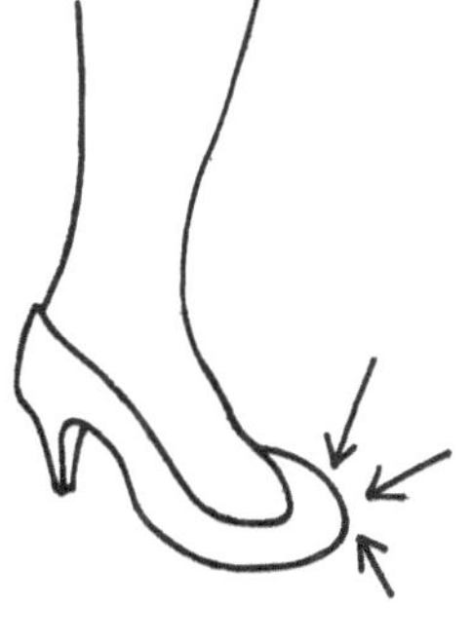

finirò con quella zona del piede arrossata, calda, con dolore e un po' infiammata.

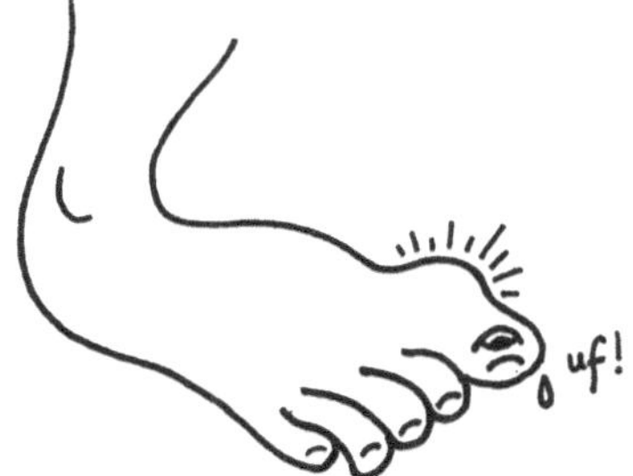

Siamo ammalati? No.
Il piede è ammalato? No.

Diciamo di no perché sappiamo quello che è successo.

Il nostro DESIDERIO di metterci quelle scarpe è stato la causa della ferita.

Quando lo stesso processo si manifesta senza causa apparente in un'altra parte della pelle diciamo che abbiamo "una malattia della pelle".

Quando la stessa cosa ci succede all'interno del corpo diciamo che "siamo ammalati" perché non conosciamo la causa.

Hamer ci dice, per ogni malattia, qual è stato il pensiero che l'ha prodotta.

E qualunque esperto lo può vedere solo osservando la TAC (radiografia a strati) del nostro cervello.

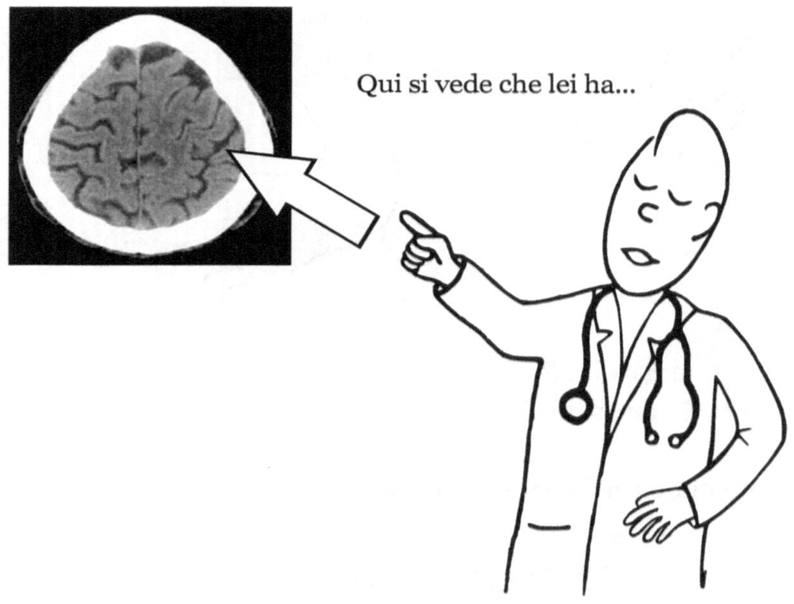

Quando abbiamo questi sintomi:

- dolore
- calore
- arrossamento
- infiammazione

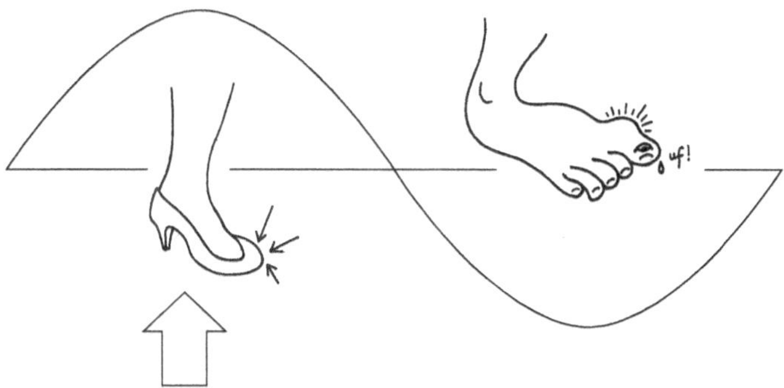

è perché **prima** abbiamo **sforzato** il corpo per un **desiderio**.

Lo stesso succede con le malattie:

I tumori duttali al seno (il 90% dei tumori al seno) sono **infiammazioni** che appaiono in **questo momento**.

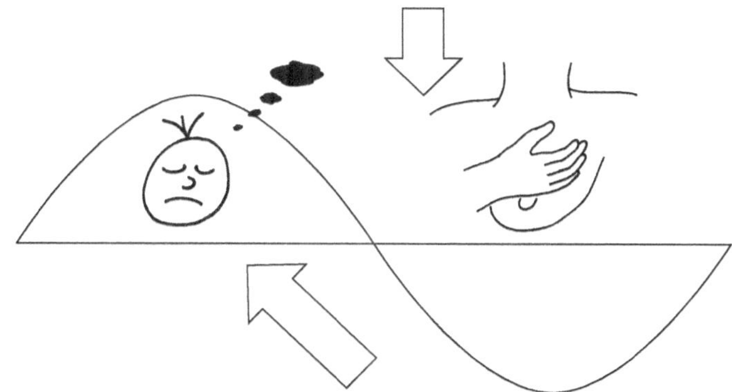

Il tessuto è infiammato perché **prima** abbiamo forzato il corpo per una preoccupazione grave, per esserci sentiti separati da un essere amato.

Più avanti spieghiamo in dettaglio il tumore al seno.

Che fare in questi casi?

> Lasciare che il corpo finisca di ripararsi da solo ed evitare di ricadere nella preoccupazione (non mettersi le scarpe per un certo tempo).

Le ferite interne non le sentiamo tanto come quelle della pelle perché qui ci sono molte più terminazioni nervose che all'interno del corpo.

Però le ferite interne sono uguali a quelle che ci provoca la scarpa stretta.

> I pensieri sono la causa delle malattie.

Più è intenso lo sforzo e più dura e più intensa è, dopo, anche la riparazione.

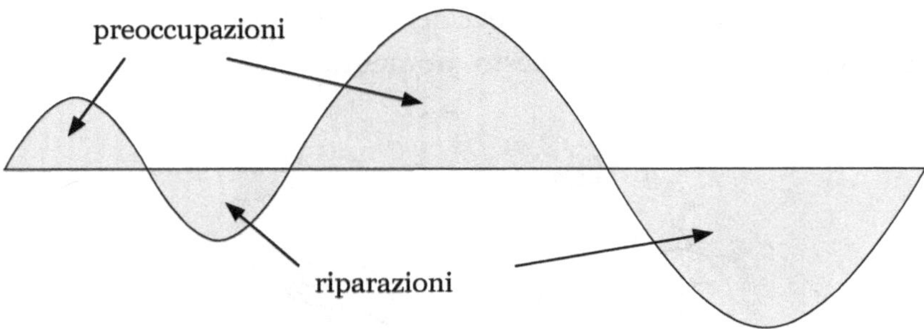

Per questo conviene risolvere i problemi quanto prima.

Hamer ci serve per tutte le malattie gravi più comuni:

- tumore
- problemi di cuore
- osteoporosi
- problemi psicologici
- …

e per le meno gravi:

- denti
- problemi visivi

Non ci serve per le malattie causate da:

- denutrizione
- intossicazione o avvelenamento
- lesioni per sforzo eccessivo o traumi

(perché queste tre ultime malattie non sono causate direttamente da uno shock psichico).

Quando le malattie sono presenti dalla nascita, bisogna cercare il trauma psichico durante la gravidanza o in traumi di antenati che ci sono stati trasmessi attraverso i nostri genitori. Per questo ci sono terapeuti che prendono in considerazione la genealogia.

Come ci ammaliamo?

Hamer è un medico (non è psicologo, né psichiatra) per cui si basa sui fatti concreti e vede che a partire da un certo momento nel corpo comincia un'alterazione, comincia la malattia.

> Hamer scopre che la malattia comincia quando sentiamo uno shock emozionale
>
> (eccetto quando è prodotta per denutrizione, intossicazione o lesioni).

Ogni malattia comincia con una "preoccupazione vitale grave". Tra gli sciamani in Messico, invece di dire che qualcuno è ammalato, dicono che "tiene un susto" (ha uno spavento).

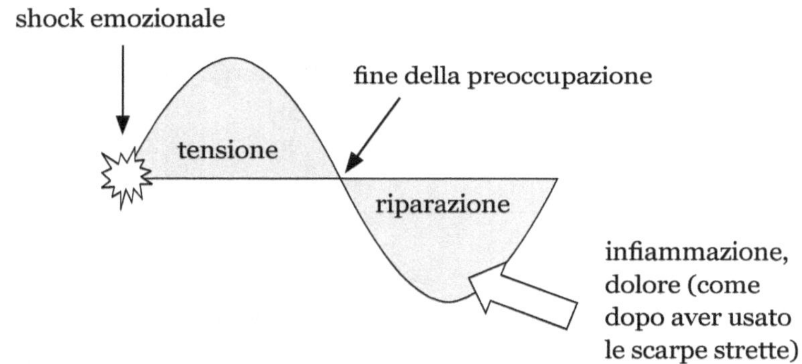

> Né i prodotti chimici né le onde del cellulare producono il cancro direttamente.
>
> Non c'è niente di cancerogeno.
>
> Però le onde e le sostanze chimiche ci intossicano e debilitano il corpo, e con un corpo debole siamo più vulnerabili dinanzi a tutto quello che ci succede.

Normalmente il riposo notturno è sufficiente per riparare i tessuti danneggiati durante il giorno. Però quando questo non succede perché abbiamo sofferto uno shock emozionale che ci mantiene per un certo tempo molto preoccupati, il corpo non riesce a riparare durante la notte tutto quello che è stato danneggiato durante il giorno e si va accumulando un danno che nel momento della riparazione provoca dolore e infiammazione vistosa.

Come evolve la malattia?

Le due fasi della malattia

I sintomi tipici di ogni fase sono:

fase di preoccupazione	fase di riparazione
stress	stanchezza e benessere
poco appetito	molto appetito
insonnia	dormir bene
palmo delle mani freddo	palmo delle mani caldo

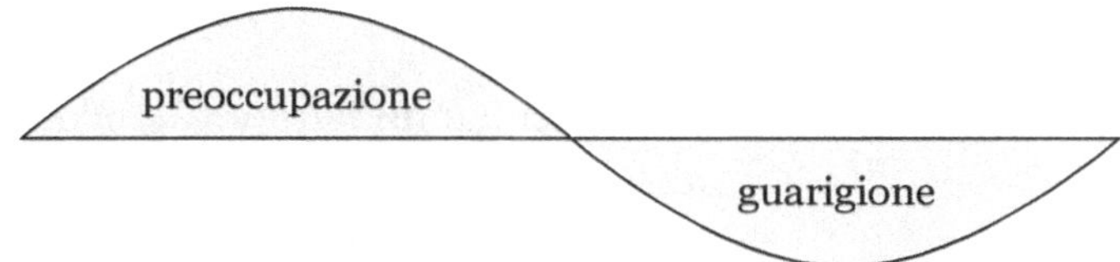

Spesso ci rendiamo conto che siamo malati quando siamo già nella fase di guarigione.

Malattie come le seguenti **sono solo sintomi di guarigione** di un'epoca di tensione precedente:

- cancro duttale al seno
- emorroidi
- leucemia, cancro bronchiale al polmone

In questo caso bisogna solo cercare di non ripetere la tensione che le ha causate e permettere che la riparazione segua il suo corso. Ci sono altre malattie che indicano che **siamo ancora nella fase di preoccupazione:**

- cancro alveolare al polmone
- cancro alla prostata *
- cancro al pancreas
- cancro al colon
- osteoporosi

In questo caso dobbiamo risolvere la causa psicologica per passare alla fase di guarigione.

In questi casi Hamer ci avvisa dei sintomi che ci saranno nella fase di riparazione e così ce la prendiamo con animo più leggero.

Le cause psicologiche delle malattie precedenti sono:

sintomo	shock emotivo
cancro alveolare del polmone	paura di morire (per sé o per altri)
cancro alla prostata	non sentirsi più sufficientemente maschio
cancro al pancreas	litigi familiari
cancro al colon	sentire che ci hanno fatto un "gioco sporco"
cancro all'utero	problemi per la riproduzione o prole
osteoporosi	credere erroneamente di valere meno degli altri in qualche aspetto

---

(*) Molte alterazioni della prostata sono causate dalla mala posizione della colona vertebrale. Se la persona non è ben dritta, lo sterno comprime il diaframma creando una pressione che comprime il plesso pelvico e il basso intestino, vescica e prostata sono schiacciati per molti anni. La grande maggioranza di diagnosi di tumore maligno sono false.   Antonio Tagliati

L'elenco di tutte le malattie con una spiegazione più completa di ogni causa psicologica e con esempi si può trovare nei libri del dott. Hamer. Viene chiamato comunemente "le tavole di Hamer".

In certi organi (stomaco, vescica e utero) i tumori hanno cause diverse a seconda della localizzazione esatta, alcuni "tumori" appaiono nell'epoca di preoccupazione e altri nell'epoca di guarigione.

Le malattie croniche

Le malattie diventano croniche perché prendiamo farmaci che paralizzano la guarigione.

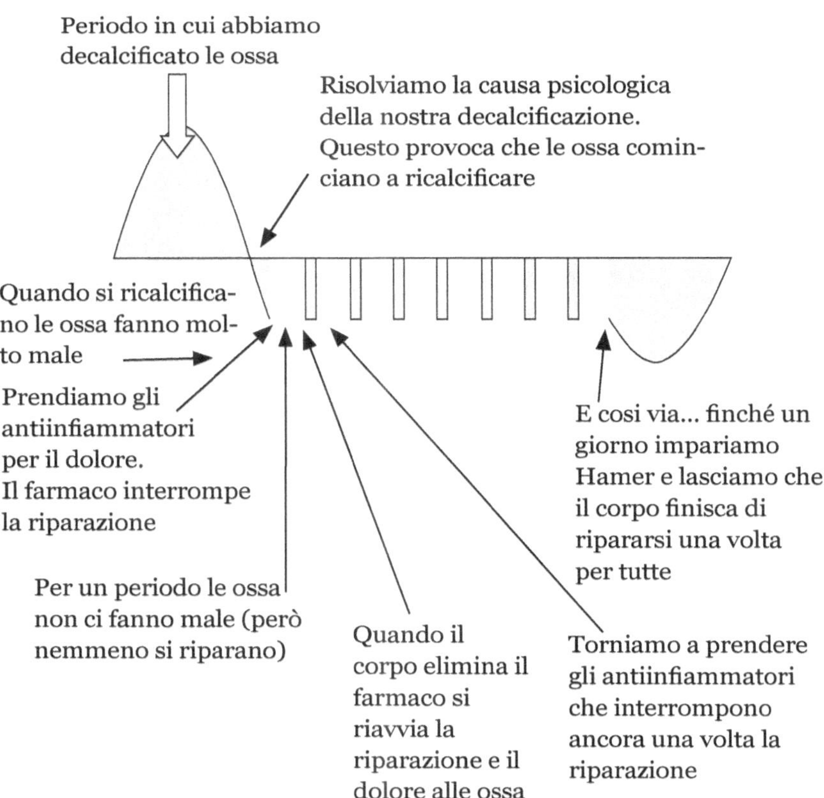

Per esempio (vedi schema della pagina precedente):

Abbiamo passato un periodo in cui le ossa si sono decalcificate.

Adesso entriamo in una fase di riparazione e cominciamo a sentire dolore perché le ossa si stanno ricalcificando.

Gli antiinfiammatori fermano il recupero del corpo e perciò le ossa smettono di fare male.

Quando il corpo elimina il farmaco, ricomincia la ricalcificazione dell'osso e torna il dolore.

Così continuiamo tutta la vita a prendere pastiglie per il dolore alle ossa.

Le malattie croniche si producono anche quando stiamo ricadendo continuamente nella preoccupazione.

Recidiva prima che si completi la riparazione

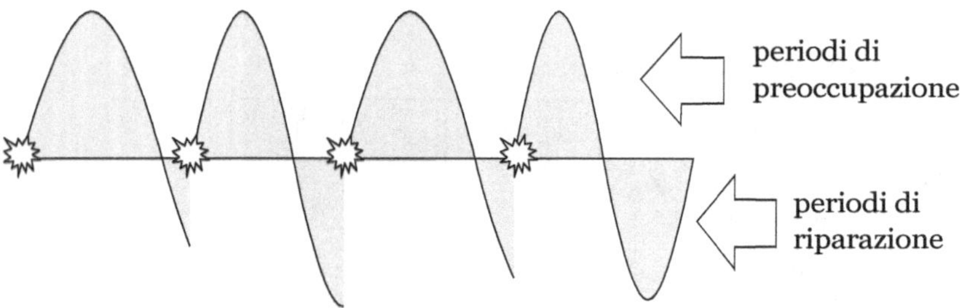

Anche se finisce la riparazione, possiamo ricadere nella preoccupazione un'altra volta e avere per esempio sporadici attacchi di emicrania di maggiore o minore intensità.

Recidiva dopo la conclusione della riparazione

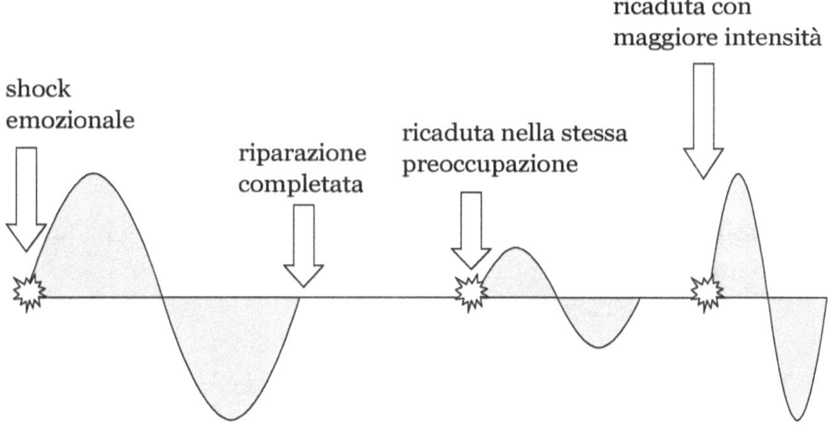

Le ricadute sono abituali perché tendiamo a inciampare varie volte nella stessa pietra.

> Quello che provoca la malattia e la guarigione sono i pensieri.

La malattia comincia con un shock emozionale e la riparazione comincia quando superiamo questo shock e ci liberiamo della preoccupazione.

Hamer ci aiuta a scoprire di ogni malattia la sua causa psicologica, che dobbiamo risolvere o evitare di ripetere, e ci insegna a lasciare evolvere la malattia (nei casi gravi bisogna controllare questa evoluzione) fino alla guarigione totale.

> Ciò che importa non è quello che ci succede ma come noi reagiamo.

Un stesso fatto può provocarci differenti reazioni.

Fatto: abbiamo perso dei soldi, non ci ricordiamo dove li abbiamo lasciati .

Possibilità 1: Pensiamo che è colpa nostra perché abbiamo poca memoria o perché mettiamo poca attenzione in quello che facciamo.

Conseguenza: decalcificazione delle ossa.

Possibilità 2: Pensiamo che qualcuno della famiglia ce li ha rubati e sentiamo che stiamo soffrendo un sopruso, un inganno.

Conseguenza: cancro all'intestino.

Possibilità 3: Riesco a vedere il lato buono dell'accaduto. O non ci riesco, passo qualche giorno agitato, però dopo volto pagina e mi dimentico del problema, pensando che con buona salute posso lavorare e ricuperare i soldi.

Conseguenza: nessuna malattia.

Riceviamo continuamente shock emozionali più o meno gravi. Prima li risolviamo, meno danneggiamo il corpo e ripariamo le lesioni in meno tempo.

> Nessun fatto esterno ci provoca la malattia. Solo la nostra incapacità di accettarlo crea lo shock emotivo che ci porta alla malattia.

TAC

A seconda di dove appare una macchia nella TAC cerebrale e a seconda delle sue dimensioni, un esperto sa:

- Qual è l'organo interessato e quale preoccupazione è la causa dello squilibrio.
- L'importanza del problema: la dimensione della lesione nell'organo e se la preoccupazione è, o è stata, molto intensa

o prolungata.

- Se la preoccupazione è già risolta e se l'organo è già nella fase di guarigione o ancora no.

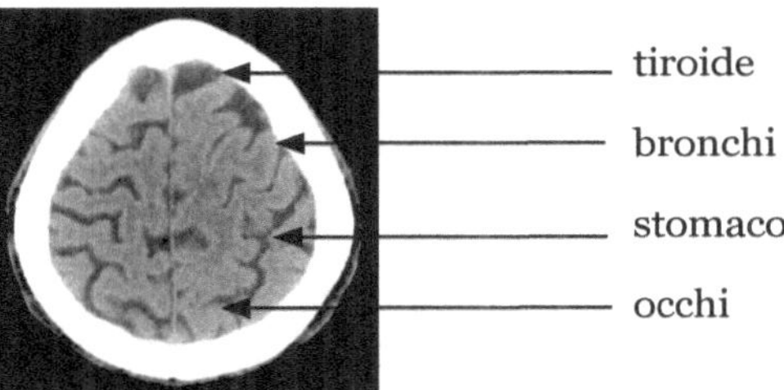

Ricaduta naturale a metà guarigione

È molto importante sapere che a metà della fase di guarigione si produce una ricaduta naturale che bisogna prevenire nei casi gravi.

Questa "ricaduta naturale" ha una durata e sintomi diversi per ogni malattia.

La durata va da pochi secondi a quattro giorni.

Questa ricaduta può passare inosservata se la preoccupazione è stata poco intensa ed è durata poco, o essere più vistosa in caso contrario.

Quando lo shock psichico ad esempio è sentire la perdita di tutto o una parte di quello che consideriamo "il nostro territorio", questa ricaduta è un infarto, che è pericoloso se il sentimento è stato intenso e continuo per molti mesi.

Più avanti spieghiamo più in dettaglio l'infarto.

Come ottenere l'informazione originale del dott.Hamer

- Comprando i suoi libri dalla sua casa editrice Amici di Dirk (a Malaga, Spagna). Tel. (+34) 952 59 59 10, e-mail: info@amici-di-dirk.com
- Consultando il sito internet del dott. Hamer, dove si possono anche comprare i libri: www.dr-rykegeerdhamer.com.

Altri mezzi di divulgazione delle sue scoperte

Ci sono pagine web e libri pubblicati da discepoli del dott. Hamer:

- **www.5leggibiologiche.it**, in italiano.
- **www.5lbtraining.it**, in italiano.
- **www.nuovamedicinagermanica.it**, in italiano.
- **www.newmedicine.ca**, pagina canadese in inglese e spa-gnolo.
- **www.germanische-heilkunde.at**, pagina austriaca in tedesco con calendari di seminari in tutto il Centro-europa.
- **www.neue-medizin.de**, in tedesco.
- **nmg.creatuforo.com**, forum in spagnolo.

Vari video su Hamer in **www.youtube.com**

Cercare " Nuova Medicina Hamer" o cercare "Die 5 biologischen naturgesetze" dove appare un video molto completo (4 ore) con sottotitoli in varie lingue.

> Il bello del punto di vista de Hamer è che:
>
> - chiunque può capirlo
> - chiunque può verificarlo in se stesso o negli altri
>
> Possiamo verificare il punto di vista di Hamer quando vediamo nei suoi libri come predice correttamente qual è la preoccupazione che causa ogni malattia.

E ci avvisa dei sintomi che avremo:
- sudori notturni
- dolori alle ossa
- ...

e così li viviamo con uno stato d'animo più calmo.

Capitolo 7

Analizzando il punto di vista di Hamer

La prova definitiva

Da sempre si è intuita la relazione fra quello che pensiamo e le nostre malattie, però Hamer è il primo che fornisce la prova obiettiva di questa relazione: è sufficiente analizzare la TAC cerebrale per fare una diagnosi precisa, tanto della situazione del corpo quanto della mente.

Questo si vede nella TAC come una macchia.

Analizzando unicamente la macchia un esperto sa:

1. qual è la malattia organica
2. quale preoccupazione, quale alterazione emozionale ne è stata la causa
3. qual è lo stato attuale di quest'alterazione (risolta o ancora attiva) e del sintomo fisico (se già in atto un processo curativo o non ancora)

Con il 100% di sicurezza

Se non si vede niente nella TAC, non c'è malattia né preoccupazione, per quanto sia deteriorato un organo o per quanto sia dura la vita della persona.

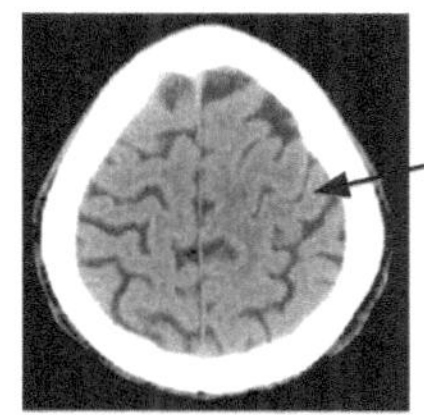

TAC cerebrale senza macchia nella zona del polmone.

I polmoni possono essere pieni di catrame, però non c'è tumore né la persona ha paura di morire.

Fumando molto possiamo alla fine avere i polmoni pieni di catrame e con problemi di respirazione, però se non cadiamo nella paura di morire non ci sarà tumore al polmone (e non si vedrà niente in una TAC cerebrale).

Hamer mette "sottosopra" la medicina

Nella nostra vita, via via che impariamo, lasciamo dietro di noi conoscenze sbagliate e ne adottiamo altre più vere.

Quando un serpente cambia la pelle, lascia dietro di sé la pelle che gli era servita che però adesso gli impedisce di continuare a crescere.

Il punto di vista di Hamer è noto dagli anni '80 e chiunque può comprovare la sua esattezza.

Come il serpente abbandona la sua vecchia pelle, così i medici possono abbandonare conoscenze che a suo tempo servivano e che sotto la nuova luce di Hamer si vedono chiaramente come sbagliate.

Avvertenza: il dott. Hamer non era Dio: anche lui si sbagliava. Probabilmente in malattie non molto frequenti e per le quali, quindi, non aveva molti casi da studiare. Per esempio, si sbagliava molto sul distacco della retina.

Le diverse funzioni di medici e terapeuti

Noi stessi, o con l'aiuto di qualcuno, dobbiamo arrivare a una diagnosi:

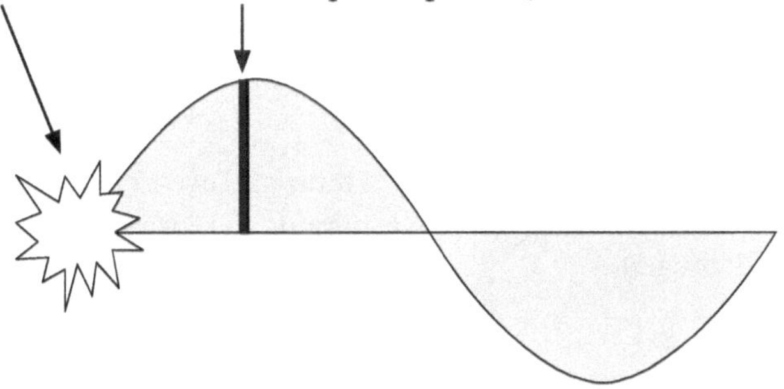

oppure:

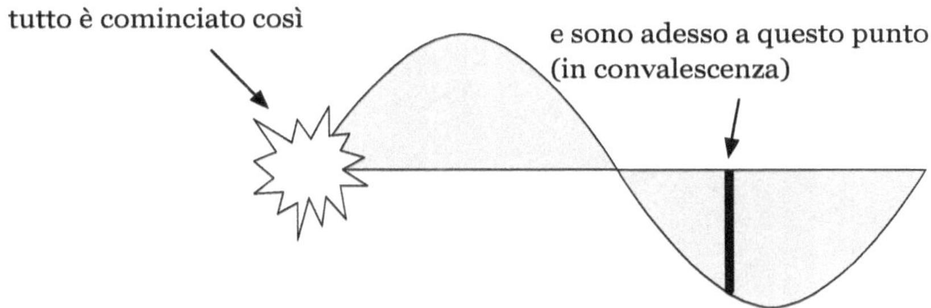

Nel primo caso sono più necessari i terapeuti perché possono aiutare a superare lo shock emozionale e cominciare la fase di guarigione.

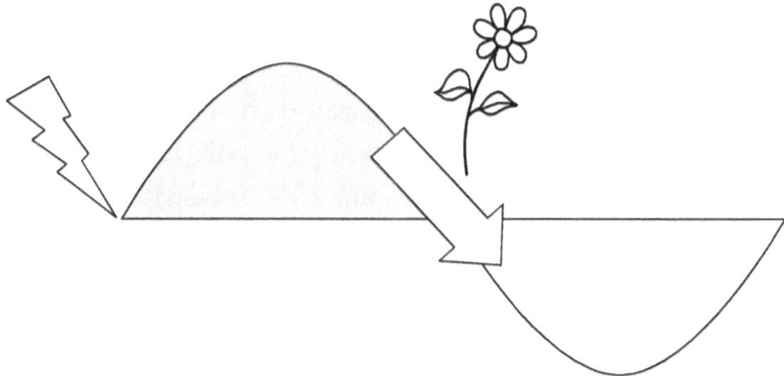

Nel secondo caso sono più utili i medici dato che per certe situazioni è necessario l'uso di qualche farmaco per rallentare il processo di riparazione o per renderlo meno intenso o per realizzare un intervento chirurgico che si è reso necessario.

Detto in altro modo:

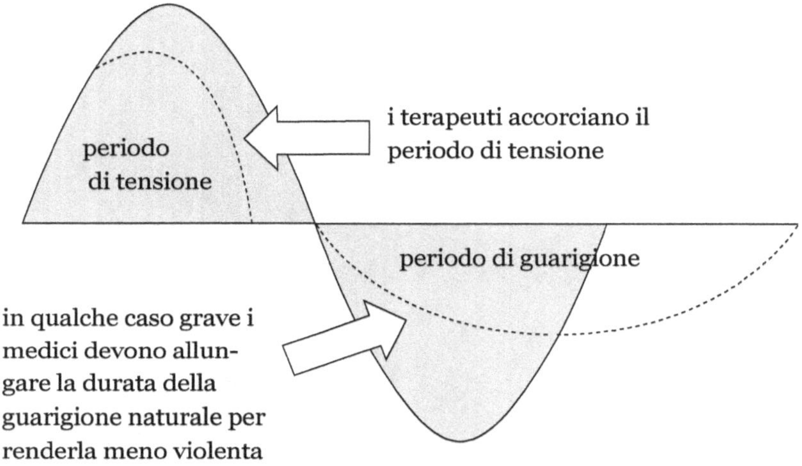

Conviene conoscere Hamer prima di arrivare ad averne bisogno

Perché quando siamo ammalati, difficilmente abbiamo la sufficiente calma per accettare nuovi concetti.

Quando cominciamo a conoscere il punto di vista di Hamer, cominciamo a trovare conferme nella gente che ci circonda.

E questa sicurezza che ci dà la nostra personale esperienza ha un immenso valore se un giorno siamo noi gli ammalati.

La teoria di Hamer non è la panacea (la cura per tutti mali) perché non è una terapia

Il punto di vista di Hamer ci fornisce solo la diagnosi.

Anche se è già molto sapere quello che ci succede e come cominciò tutto, una volta che lo capiamo *Hamer non ci spiega come uscirne* (nel caso in cui fossimo ancora nella fase di stress).

Non c'è una "terapia di Hamer" perché le scoperte di Hamer ci dimostrano che le malattie cominciano con uno shock psichico e ci spiega come risponde il corpo, però non offrono strumenti per risolvere gli shock psichici.

Il punto di vista di Hamer è come una mappa che ci indica (vedi pagina seguente)

- dove ci troviamo
- da quale strada siamo arrivati (e che possiamo usare per uscirne)

Possiamo uscire da dove stavamo camminando o con i nostri propri piedi o richiedendo i servizi di un taxi (terapeuta) – se siamo ancora nella fase di stress.

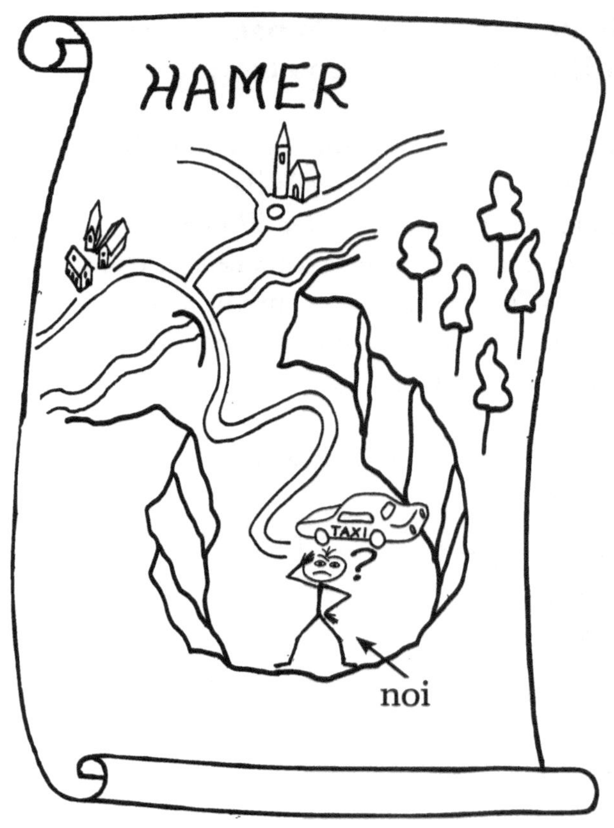

Se contrattiamo i servizi di un tassista (terapeuta) per uscire da dove siamo, evidentemente il tassista deve saper orientarsi per trovare l'uscita (deve conoscere Hamer). Sennò ci saremmo persi girando a vuoto tutti e due (come i malati cronici che sempre sono accompagnati dalle loro medicine o dal loro medico però non guariscono mai).

Certo è che, anche se quella di Hamer non è una terapia, il solo fatto di poter fare una diagnosi corretta di quello che ci succede, evita già molti problemi dato che tumori comuni come il tumore duttale al seno o il linfoma appaiono quando già è stato superato lo shock psichico e non bisogna fare altro che accompagnare il processo di riparazione naturale del corpo.

Capitolo 8

Il tumore al seno
e l'infarto

Il tumore al seno

Il cancro duttale al seno è il tipo di tumore al seno più comune (il 90% dei casi). È il tumore dei dotti lattiferi.

Questi dotti portano il latte dalle ghiandole che lo producono fino al capezzolo.

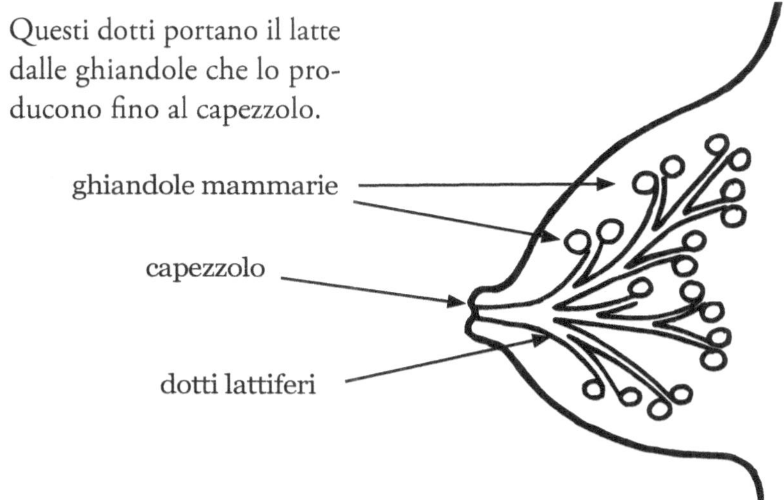

Nella donna destrimana si produce il tumore nel seno destro per essersi sentita separata traumaticamente dal marito, e nel seno sinistro se la separazione è dal figlio (è al contrario per le donne mancine).

Lo stesso succede negli animali.

Quando alle mucche viene tolto il vitello, soffrono per questo e lo somatizzano con una mastite che è il tumore al seno dei dotti del latte (per gli allevatori l'unica cosa da fare è estrarre il latte con attenzione perché non si accumuli e non provochi dolore).

Quando la donna soffre uno shock psichico per sentirsi separata da un essere amato, si dilatano i dotti del latte.

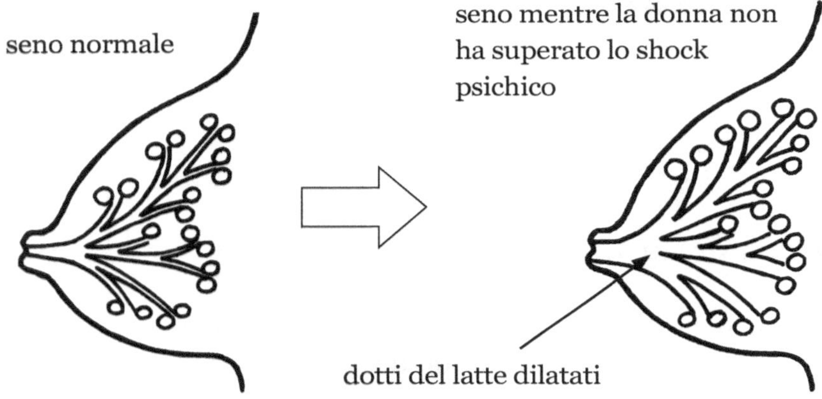

Quando il tubo si dilata si producono piccole smagliature.

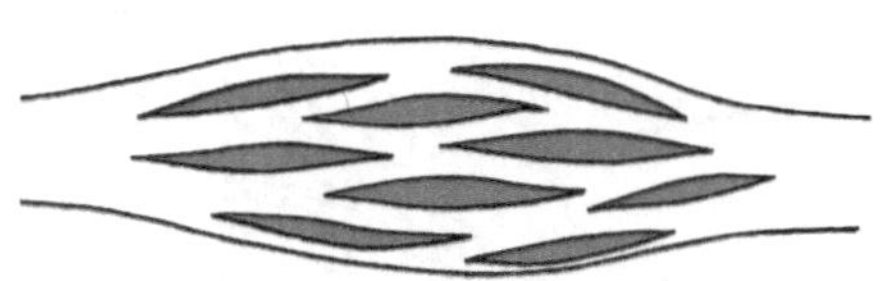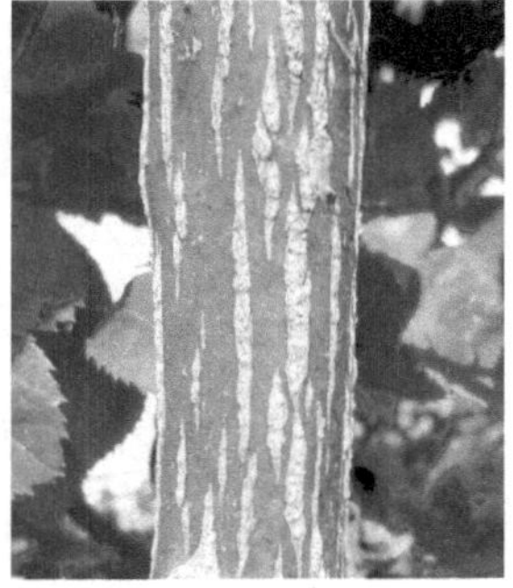

Queste smagliature si producono <u>mentre la donna sente intensamente la separazione</u> dall'essere amato.

Però non producono nessun sintomo esterno né dolore.

È solo a partire dal momento in cui supera il sentimento di separazione che il corpo comincia il suo lavoro di riparazione e cominciano a notarsi i noduli nel seno.

Questi noduli non sono altro che le cicatrizzazioni delle piaghe interne nei dotti del latte.

Come in qualunque ferita, nella fase di cicatrizzazione, le smagliature dei tubi lattiferi s'infiammano.

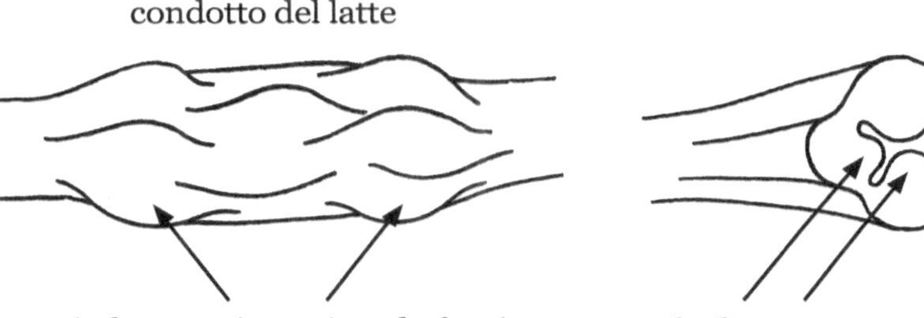

Questa infiammazione, oltre a notarsi da fuori come un nodulo, può chiudere i dotti e produrre dolore se si accumula il latte.

La donna deve soltanto lasciare che il corpo faccia il suo lavoro, come quando si cicatrizza una ferita. Vita normale, dieta normale, etc.

> Quello che decide sempre l'evoluzione della malattia è lo stato mentale, ossia il superamento della preoccupazione e il non ricadere nello stato di tensione.

Il tumore al seno del tipo lobulare (10% dei tumori al seno)

Le "pietre" che appaiono nel seno di alcune donne sono il risultato finale di un tumore di tipo lobulare (proliferazione delle ghiandole mammarie) che la persona ha vissuto senza saperlo.

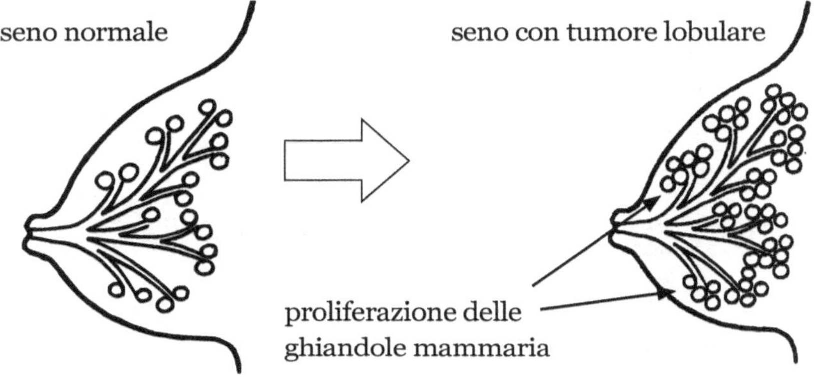

Questi noduli sono tanto più grandi quanto più tempo si sia trascorso nella sofferenza per un essere amato.

Questo non vuol dire che le donne che non hanno noduli al seno non amino la loro famiglia!

A partire dal momento in cui si superano le preoccupazioni, ci sono due possibilità:

1. la donna non è stata vaccinata contro la tubercolosi e se ha contatto con questi batteri, questi eliminano il tumore e il seno ritornerà come prima
2. la donna è vaccinata contro la tubercolosi per cui non ha questi microbi e il tumore diventa come una pietra (si calcifica)

Se la donna fa una mammografia nel periodo di tensione, il tumore sta crescendo. Se si fa a guarigione avvenuta o non si vede niente (se non è vaccinata contro la tubercolosi) o si vede che si sta formando una pietra.

Infarto[*]

Ogni volta che ci stiamo curando da qualcosa, si forma un'infiammazione nel cervello.

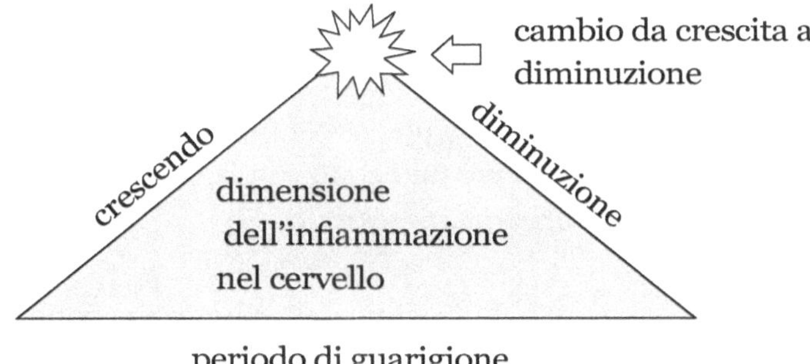

Questa infiammazione continua a crescere fino alla metà del periodo di guarigione e dopo comincia a diminuire fino a sparire (come la piccola infiammazione di qualunque ferita).

Il cambio da crescita a diminuzione è brusco, si manifesta con certi sintomi, diversi per ogni malattia. E anche la sua durata dipende dalla malattia (da qualche secondo a quattro ore).

Questo cambio è quello che chiamiamo "la ricaduta naturale" nel capitolo 6.

Se dopo aver sentito una "perdita del nostro territorio" l'abbiamo riconquistato, facciamo un infarto che sarà molto pericoloso solo se la lotta è durata più di nove mesi ed è stata intensa.

> Per prevedere con precisione la gravità e il momento in cui ci sarà l'infarto è necessario che un esperto di Hamer interpreti la TAC cerebrale.

(*) L'infarto del miocardio è completamente diverso dall'infarto delle coronarie. Vedi i libri di Hamer per conoscere i dettagli.

Caso di Giuseppe

Giuseppe ha appena avuto un infarto. I medici gli consigliano di operarsi immediatamente. Lui invece esce dall'ospedale e va al lavoro, ad arare la terra con il trattore.

I medici e la sua famiglia sono preoccupati per la sua vita.

Per fortuna un altro medico che conosce Hamer li tranquillizza con questa spiegazione: Giuseppe aveva passato un brutto periodo perché aveva perso la casa per un debito con la banca. Una settimana prima era riuscito a tornarne in possesso.

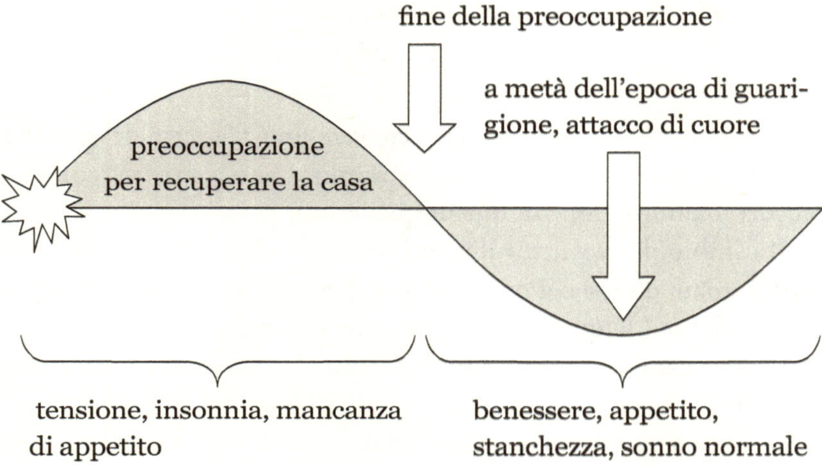

È normale che abbia avuto l'infarto, a metà del processo di guarigione dalla preoccupazione "per aver perso parte o tutto il nostro territorio".

È normale che sia andato a lavorare, dato che mentre dura la fase di guarigione, anche se ci sentiamo stanchi, abbiamo buon umore, buon appetito e buon sonno, al contrario del periodo in cui durava la preoccupazione per la casa.

E quando qualcuno si sente bene e contento, non ha voglia di operarsi.

> Né il colesterolo è la causa dell'infarto
> né il tabacco produce cancro ai polmoni.

Questa non è una scusa per continuare a mangiare cibo malsano o fumare tabacco pieno di zucchero e addittivi!

Capitolo 9

Guida terapeutica per il malato

Avviso molto importante

Prima di cominciare a bere più di uno o due cucchiai di acqua di mare al giorno, bisogna leggere e capire il punto di vista di Hamer.

Se si beve una quantità maggiore di acqua di mare, il corpo può cominciare a ripararsi con sintomi che, non conoscendo Hamer, si possono male interpretare.

Anche il riposo, il calore, la buona alimentazione, la buona compagnia, tutto quello che ci rilassa e ci distende può innescare il processo di guarigione.

Qualunque circostanza personale apparentemente banale può farlo iniziare.

Per esempio, se si sta vivendo un sentimento di svalutazione, ricevere in regalo una semplice rosa, può cambiare questo sentimento e produrre sintomi che dobbiamo interpretare saggiamente.

Per questo è urgente e importante conoscere Hamer.

Questo libro spiega sia la teoria generale di Hamer, sia l'uso dell'acqua di mare.

I professionisti della salute che conoscono i due argomenti sono i più preparati per la loro applicazione ad ogni caso concreto.

Quello che spieghiamo in questo capitolo possiamo farlo noi stessi o chiedere aiuto a un professionista (vedi il paragrafo "Dove possiamo trovare aiuto?").

In questo capitolo vediamo i passi da seguire a seconda della situazione.

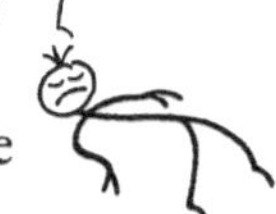

- Situazione numero 1: Stiamo bene

- Situazione numero 2: Siamo ammalati

- Situazione numero 3: In caso
  di pronto soccorso o malattia terminale

Prima di tutto: decidere se beviamo acqua di mare o no

Una volta letto questo libro possiamo sentire o intuire se l'acqua di mare va bene per noi o no.

Perché sentire o intuire?

Non sono sufficienti le ragioni che abbiamo visto nei capitoli precedenti?

La ragione ha i suoi limiti e non è sufficiente per guidare la nostra condotta.

Le decisioni importanti della vita (con chi ci sposiamo, cosa studiamo, a che professione ci dedichiamo, etc.) non le prendiamo solo con la ragione.

Quando siamo sereni, liberi da pregiudizi e desideri, il nostro corpo ci aiuta a decidere a seconda di come ci sentiamo quando pensiamo ad ognuna delle scelte.

Possiamo ascoltare il nostro corpo anche per le decisioni quotidiane.

O utilizzare l'intuizione.

Le cose naturali, il sole, la frutta, l'acqua di mare,... sono normalmente benefiche, però in certi casi non lo sono:

- Se prendiamo troppo sole e abbiamo la pelle molto bianca, ci bruciamo.
- La frutta fa bene se presa lontano dai pasti. Se la prendiamo dopo mangiato, ci disturba la digestione (eccetto la mela e l'ananas).
- Possiamo lavare le fosse nasali con acqua di mare non diluita, però solo ogni tanto. Se lo facciamo tutti giorni dobbiamo diluirla.

Nel caso dell'acqua di mare a volte non conviene berne più di una o due cucchiaiate al giorno perché può cominciare un processo di guarigione che il nostro corpo non ha l'energia per compiere.

> È come quando cominciano i lavori in una strada rotta e terminano i soldi prima di finire di aggiustarla.
>
> Alla fine sarà peggio, perché non sono finiti i lavori e non possono passare i veicoli. Né ci curiamo, né ci rimane energia per continuare a vivere.

L'essere umano è molto complesso. Ci sono circostanze psicologiche, con preoccupazioni diverse nello stesso momento, in cui lo stesso dott. Hamer consiglia prudenza nel processo di guarigione per gli imprevisti che può comportare la sua evoluzione. A volte è meglio evitare la soluzione del problema e distaccarsi poco a poco dall'eccessiva preoccupazione.

> Per essere più sicuri, si può chiedere consiglio a un medico che conosce il punto di vista di Hamer. Analizzando la TAC cerebrale, ci può dire se c'è il rischio di un processo troppo intenso.

> L'acqua di mare ci può aiutare nella guarigione, però ognuno di noi, ascoltando la propria intuizione, può arrivare a sapere meglio di chiunque altro se deve cominciare o no.

Una volta che cominciamo a bere acqua di mare quotidianamente ci sono due possibilità:

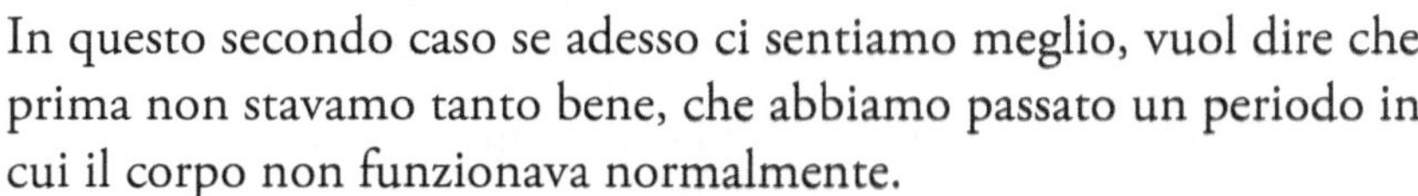

1. Non notiamo nessun cambiamento se siamo già in buona salute e il nostro corpo è pulito internamente. Possiamo continuare a berla come prevenzione.
2. Notiamo un miglioramento dello stato generale. Ci sentiamo meglio sotto ogni aspetto.

In questo secondo caso se adesso ci sentiamo meglio, vuol dire che prima non stavamo tanto bene, che abbiamo passato un periodo in cui il corpo non funzionava normalmente.

E che cosa fa il corpo tutto il giorno oltre ad essere attivo e felice?

Continuamente (e soprattutto di notte) sta riparando tessuti e si sta rinnovando.[*]

E se il corpo ha ricominciato a funzionare con normalità, dopo aver accumulato difetti da aggiustare, in poche settimane comincerà il suo lavoro di manutenzione con i disturbi che comporta.

> È come se vivessimo vicino a una strada che è bloccata per un'inondazione. Dato che non passano veicoli non ci sono rumori né molestie.
>
> Cosa succede quando finisce l'inondazione e si riapre la circolazione?
>
> Dopo un po' cominciano a passare molti più camion del normale, perché si era formata una coda da smaltire. Quindi ci saranno rumore e vibrazioni molto forti.
>
> Normalmente il traffico non si nota perché passa un veicolo ogni tanto. Adesso che passano tutti insieme sono ben percepibili.

(*) Ricordiamo che ogni 7 anni rinnoviamo tutte le cellule del corpo (escluso il sistema nervoso). Anche le ossa e i denti sono formati da cellule vive che si rinnovano.

Lo stesso succede nel corpo.

Se funziona normalmente va riparando continuamente e silenziosamente.

Se però durante un certo periodo non lo può fare, si accumula il lavoro e quando finalmente lo può cominciare, tutte le riparazioni sono molto più rumorose.

Ci rendiamo conto che non stavamo tanto bene come credevamo e, dopo il periodo dei disturbi, ritroveremo un livello migliore di benessere e salute.

Il nostro corpo può avere lesioni da riparare per questi motivi:

- Lo manteniamo intossicato con farmaci.
- Non ha alimentazione sufficiente, o ce l'ha sbagliata.
- Lo agitiamo continuamente durante il giorno con preoccupazioni o lavoro fisico eccessivo e non dormiamo bene la notte.
- Ci sono altre ragioni per cui si consuma energia, come infezioni ai denti, denti devitalizzati o quando ci sono cicatrici che continuano a irritare il sistema nervoso. Queste alterazioni tolgono energia agli organi che condividono lo stesso meridiano e si trattano con terapia neurale (dopo aver estratto i denti devitalizzati). Vedi nella bibliografia il "*Libro del dr. Adler*".

L'acqua di mare aiuta nei primi due casi.

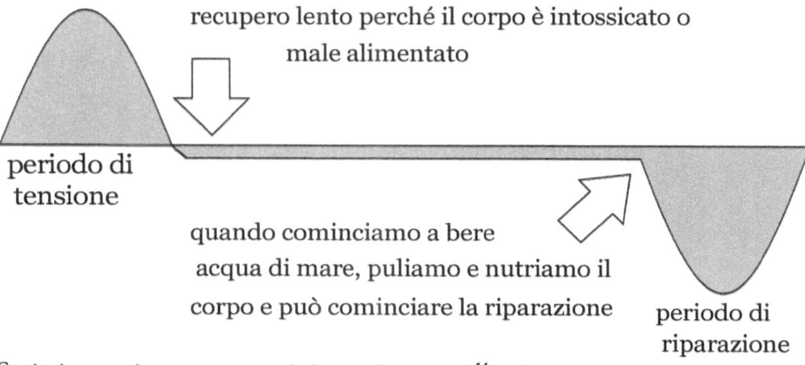

Se i sintomi sono eccessivi entriamo nella situazione numero 2.

Situazione numero 2:   Stiamo ammalati

In questo paragrafo vediamo i passi che dobbiamo
seguire

1. Scoprire in che modo mi sono ammalato e se
   sono nella fase di guarigione o ancora nella fase
   di tensione.
2. Usare terapie o rimedi per aiutare a guarire il
   corpo ed evitare di ricadere nella preoccupazione che origina
   la mia malattia.

In pratica:

1. **Scoprire quale preoccupazione causa la malattia e sapere
   se mi trovo ancora nella fase di tensione o già nel recupero**
   (sempre che non ci sia un'altra origine, come intossicazione, incidenti, parassiti o denutrizione)

Per questo bisogna consultare le "tavole di Hamer" che ci
spiegano questa relazione.
Esempio:

- cancro al polmone: ansia vitale per paura di morire
- cancro duttale al seno: sentirsi dolorosamente separata
  dal marito o dal figlio
- decalcificazione, osteoporosi: credere di valere meno
  degli altri in qualche aspetto
- etc.

(alla fine del capitolo 6 spieghiamo dove trovare questa informazione)

> Normalmente la malattia comincia con un dispiacere
> grave, però a volte è al contrario: una sofferenza grave che
> abbiamo appena superato. La leucemia, il linfoma, il can-
> cro duttale al seno e le emorroidi cominciano a svilupparsi
> esattamente quando ci siamo liberati da una preoccupa-
> zione importante.

Nelle tavole troviamo la conferma di quello che forse già intuiamo, quale preoccupazione è l'origine della malattia.

Questo ci permette di comprendere quello che sta succedendo e in che punto siamo del processo, perché dentro di noi sappiamo bene come ci sentiamo, adesso, rispetto a quell'emozione.

E in più ce lo confermano i sintomi del corpo:

<u>Durante la tensione sono</u>:

- irritabilità, mani e piedi freddi, poco appetito, insonnia, ulcere con dolori associati, angina, ipertensione...

<u>Durante la guarigione sono</u>:

- infiammazione, prurito, arrossamento, calore o febbre
- mal di testa, dolore ai muscoli o alle ossa
- tranquillità, mani e piedi caldi, buon appetito, buon sonno, stanchezza, pressione bassa.

Un altro modo per saperlo è facendo una TAC cerebrale (senza contrasto*) e facendola leggere a qualche esperto di Hamer.

2. Usare terapie o rimedi per aiutare il corpo a ripararsi ed evitare di ricadere nella preoccupazione che origina la malattia

Se siamo ancora nel periodo di tensione, l'acqua di mare ci rilassa il corpo e così siamo più sereni per trovare la soluzione al problema.

In questo periodo bisogna aver chiaro che quello che dobbiamo ottenere è risolvere la preoccupazione perché il corpo si distenda e possa entrare nella fase di guarigione.

(*) Il contrasto è un liquido radioattivo che dà un tipo di definizione d'immagine che non serve per l'analisi di Hamer. Senza contrasto dà un'immagine più reale.

Più avanti si citano tecniche psicologiche per risolvere la preoccupazione.

L'acqua di mare ci rende più calmi e ci allevia i sintomi del corpo, però non risolve la preoccupazione.

Se smettiamo di berla, ma non risolviamo la tensione, ritornano i sintomi (per esempio la stitichezza).

Se siamo già nella fase di recupero, l'acqua di mare ci aiuta a completarla più rapidamente e con un migliore stato generale.

> Nella maggiore parte dei casi, facendo una vita normale il corpo compie spontaneamente questo compito.

Ricordiamo che il cancro duttale al seno, al retto, la leucemia,... sono solo sintomi della fase di recupero.

È sufficiente continuare la nostra vita normale e la dieta abituale perché il corpo finisca la sua guarigione.

L'acqua di mare ci aiuterà, però il nostro corpo può fare il suo lavoro anche senza di essa.

<u>L'acqua di mare non ci risparmia di passare attraverso i sintomi di questa fase</u>, che spariscono da soli quando finisce la guarigione.

> Nello stesso modo in cui spariscono i macchinari da lavoro con i loro rumori e molestie quando si finisce di riparare la strada.

> Durante il recupero, possiamo ricorrere ai rimedi che crediamo più opportuni, però ricordando sempre che è possibile completare il processo di guarigione solo se risolviamo la preoccupazione e non ci ricadiamo.

> **Una complicazione da evitare**
>
> La complicazione più frequente è la ritenzione di liquido. Può succedere quando si porta il paziente all'ospedale, se questo lo fa sentire come "un pesce fuor d'acqua" e può compromettere tutto il processo di guarigione.
>
> Se non è possibile evitare la causa principale di questa ritenzione di liquidi, Hamer raccomanda diversi trattamenti sintomatici. Uno dei quali è fare bagni con acqua con sale isotonica.
>
> Come diuretico l'acqua di mare presa in qualunque forma è molto efficace.

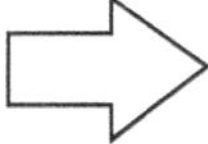

Quando la preoccupazione è stata intensa ed è durata molti mesi, Hamer raccomanda di seguire con attenzione l'evoluzione del recupero con TAC frequenti, perché può essere conveniente prendere farmaci antinfiammatori che ne riducono la velocità e la ritardano, però evitano l'esaurimento dell'energia del malato.

Aiuto psicologico per risolvere la preoccupazione

Hamer ci serve per capire che cosa ci succede e quale preoccupazione è l'origine. È la diagnosi.

Se siamo ancora nella fase di tensione possiamo utilizzare terapie psicologiche (come l'EMDR, EFT, etc.), parlare con un amico o confessarci con un vero prete.[*]

> Il fatto di parlare o scrivere di quello che ci dà dolore, spesso è sufficiente per superare la preoccupazione.

Ci possono aiutare anche l'agopuntura, l'omeopatia, i fiori di Bach, erbe medicinali, diete, etc.

(*) Vedi informazione in chiesaviva.com, moimunanblog.com, ecomercado.es.

> Le preoccupazioni di una persona sono relazionate all'ambiente che la circonda. Anche se è il malato che dirige la sua malattia, sarebbe conveniente che le terapie psicologiche includano le persone della sua cerchia affettiva.

Per prevenire la ricaduta nelle stesse preoccupazioni o in altre, conviene fare un lavoro più profondo che spieghiamo nel prossimo capitolo.

L'acqua di mare e il freddo sulla testa nella fase di guarigione

Più acqua di mare beviamo più rapido e più intenso è il recupero. Se ne prendiamo meno, il recupero dura di più, però è più sopportabile.

Berla pura o diluita è uguale, gli effetti sono gli stessi. La quantità che usiamo per cucinare non si calcola, dato che scaldandola perde le sue proprietà medicinali.

Se il recupero è troppo intenso e ci provoca muco, infiammazioni o dolori troppo grandi, abbassiamo la dose o sospendiamola per qualche giorno.

Come abbiamo visto nel capitolo precedente sull'infarto, ogni volta che siamo in una fase di guarigione da qualcosa, si produce un'infiammazione nel cervello che a volte i medici chiamano "tumore cerebrale".

È questa infiammazione che causa mal di testa, che sarà tanto più forte quanto più grande è l'infiammazione.

> Applicare freddo alla testa allevia il dolore senza interrompere il processo di guarigione.

Se invece prendiamo antinfiammatori, il mal di testa passa però il corpo interrompe il lavoro di riparazione fino a che i farmaci non vengono eliminati.

Possiamo usare cataplasmi freddi o una borsa di ghiaccio nella zona della testa che fa più male ed è più calda. È meglio evitare anche di prendere il sole con la testa scoperta e, ovviamente, di andare alla sauna.

Altri commenti

In genere più è grave la malattia più è facile scoprire la causa e la fase in cui siamo.

I piccoli dolori causati da preoccupazioni meno importanti o facili da sopportare, sono più difficili da identificare e risolvere.

> È più facile trovare e buttare fuori dal giardino un cavallo che un topolino che nemmeno sappiamo dov'è.

> Per la guarigione del malato è molto importante che la sfera di sua fiducia, famiglia, amici intimi, conoscano il punto di vista di Hamer.

Situazione numero 3. In caso di pronto soccorso o malattia terminale

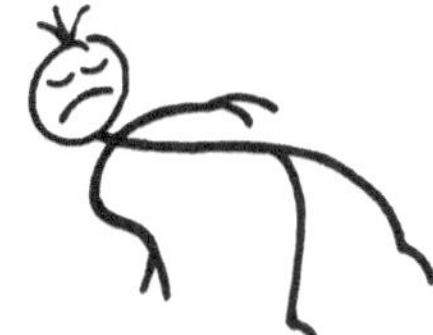

In questi casi l'acqua di mare può fare miracoli e sempre migliora lo stato d'animo.

Come ha dimostrato René Quinton:

- all'inizio dei suoi esperimenti con i cani
  a cui sostituiva totalmente il sangue con acqua di mare e miglioravano notevolmente
- poi con moribondi che salvò e recuperò in poche ore

In questi casi bisogna somministrare al malato una quantità considerevole di acqua di mare isotonica.

In caso di emorragia è necessaria la somministrazione endovenosa per la sua rapidità di azione.

L'acqua di mare isotonica non contiene piastrine, globuli bianchi e rossi del sangue, però sostituisce adeguatamente il sangue finché il corpo li rigenera. Ricordiamo che nel vademecum francese si dice: "È possibile rimpiazzare la massa sanguigna di un animale (...) senza problemi per l'organismo".

Il siero "fisiologico" convenzionale squilibra l'organismo *, ha controindicazioni e non permette la coltivazione di globuli bianchi in laboratorio. Al contrario, l'acqua di mare isotonica è neutra, può essere usata per coltivare globuli bianchi e non ha controindicazioni.[3]

Anche in altre situazioni terminali, l'iniezione endovenosa è la forma più adeguata di somministrazione, però se le circostanze non lo permettono si può somministrare per via sottocutanea.

In ogni caso c'è sempre un miglioramento immediato.

Vediamo due casi come esempio:

> **Una persona nella sala di rianimazione di un ospedale dove non si conosce l'uso medicinale dell'acqua di mare**
>
> Dato che non è possibile la via endovenosa né a volte la via orale (per esempio se il malato è intubato), rimane solo la via cutanea (compresse di acqua di mare fredda sulla testa o altre parti del corpo) e la via anale con acqua di mare isotonica. Anche se viene espulsa in poco tempo, sempre ne viene assorbita una parte.
>
> **Un neonato in fin di vita, in casa, dopo di aver ricevuto chemioterapia, radioterapia, etc.**
> Supponiamo che siamo nella situazione migliore:

(*) Il siero convenzionale è acido (con un pH di 5,5), mentre l'acqua di mare è neutra, con un pH di 7,2, come quello del corpo.

in un paese dove è legale iniettare acqua di mare -non nell'Unione Europea- e i genitori sono bendisposti a questo trattamento.

A seconda dello stato più o meno critico del bambino, sarà preferibile utilizzare le iniezioni o gli enemi o la via orale (usando acqua di mare isotonica).

Possiamo anche fargli un bagno con acqua di mare tiepida o applicare compresse fredde sulla testa, però tutto questo è superfluo se già è assunta per via interna.

Meglio sarà un abbraccio pelle con pelle.

Dove possiamo cercare aiuto?

Nel caso in cui la malattia che vogliamo superare non sia qualcosa di semplice (come un'intossicazione) e abbia un'origine psicologica, dobbiamo scegliere:

1 chi ci aiuta a scoprire la causa, a fare la diagnosi (un medico o terapeuta che conosce Hamer);

2 chi ci aiuta a superare la preoccupazione (nel caso in cui ancora non l'abbiamo superata);

3 chi ci aiuta nella fase di recupero (specialmente nei casi in cui la preoccupazione è durata molto tempo e/o è stata intensa e, pertanto, si prevede un recupero ugualmente intenso – vedi capitolo 7).

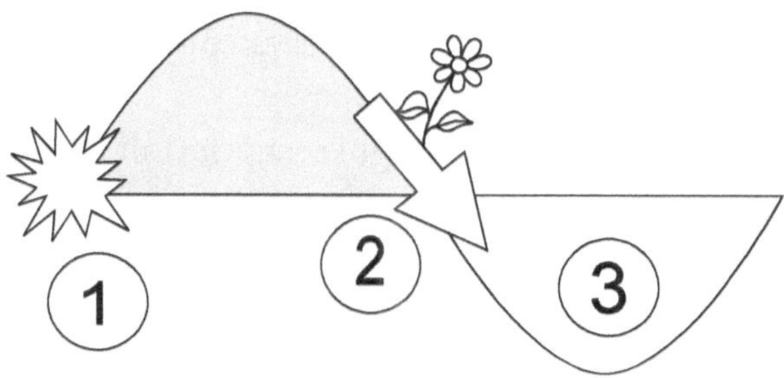

Può essere la stessa persona o persone diverse.

Può darsi che le qualità personali del professionista che scegliamo per la diagnosi siano sufficienti per aiutarci a superare la preoccupazione o può essere meglio che ci rivolgiamo a qualche altra terapia.

Molti medici e terapeuti che conoscono le scoperte di Hamer, le usano nelle loro terapie senza dirlo esplicitamente.

Il dott. Hamer non ha lasciato eredi ufficiali a rappresentare la sua medicina, però in 30 anni si è ormai accumulata l'esperienza di molti terapeuti e medici che si sono formati con lui. È più difficile trovare qualcuno che abbia anche esperienza nell'uso medicinale dell'acqua di mare.

Il Nicaragua è il paese dove più si sono unite queste conoscenze. Hamer s'insegna nelle principali università ed è abbastanza esteso l'uso medicinale dell'acqua di mare.

La dott.ssa Ilari Valenti direttrice della clinica Santo Domingo di Managua (Tel. +505 22 22 25 98) ha dato impulso all'uso dell'acqua di mare e dei metodi di Hamer in Nicaragua. Maggiori informazioni nella pagina web del libro.

Aiuto!!! Oggi ho avuto uno shock emozionale

Abbiamo visto come sia importante risolvere la preoccupazione quanto prima in modo che il corpo sia meno affaticato e i sintomi della guarigione passino inosservati.

Come risolvere gli shock emozionali quotidiani

Già Pitagora nei suoi "Versi d'oro" ci diceva come farlo:

> Facendo l'esame di coscienza ogni sera prima di dormire. Riconoscere gli errori e le cose ben fatte. "Fare la pace con tutti" mentalmente, riconoscendo agli altri la loro parte di ragione o accettando che anche se non la vediamo, può esserci.
>
> Come diceva Paracelso in "Le Sette Regole": "Sforzati di pensare bene del tuo più grande nemico. La tua anima è un tempio che non deve mai essere profanato dall'odio".

E che l'ultimo pensiero prima di dormire sia la completa fiducia che domani sarà un giorno migliore.

L'ultimo pensiero prima di dormire (e prima di morire), è molto importante perché decide come sarà il nostro sonno. Per questo i cristiani dicono che fino all'ultimo momento possiamo riparare tutta una vita sbagliata, come narra la novella di Tolstoj "*La Morte di Ivan Ilich*".

> **Trucchi** per rilassarci quando qualcosa ci ha alterati
>
> - **Andare a urinare**
>   Le mamme raccomandano ai loro bambini di fare pipì dopo uno spavento. Forse perché per urinare dobbiamo rilassarci.
>
> - **Fare respiri profondi**

La notte è il periodo naturale di guarigione dallo stress del giorno.
Quale miglior momento per liberarsi della preoccupazione, di ciò cui il ritmo naturale del corpo ci porta spontaneamente?

Una doccia o un bagno caldo come facciamo con i bambini prima di andare al letto, è un aiuto molto buono. I giapponesi lo fanno spesso.

E se ogni notte ripariamo i piccoli danni corporali conseguenza delle preoccupazioni che abbiano vissuto durante il giorno, i sintomi del recupero passeranno inosservati.

E se le riparazioni notturne non sono state sufficienti, dedichiamo un giorno della settimana a non lavorare e a ristabilire la pace dove ancora rimane un residuo di preoccupazione. I cristiani lo chiamano "santificare le feste" e gli ebrei "rispettare il Sabbath".

Capitolo 10

Come evitare gli shock emozionali

Hamer ci spiega cosa ci succede.
Però né ci dice come risolvere la preoccupazione,
né ci dice come fare per non ricaderci.

Abbiamo visto che molte volte quando crediamo di essere ammalati, in realtà ci stiamo già curando (mercoledì).

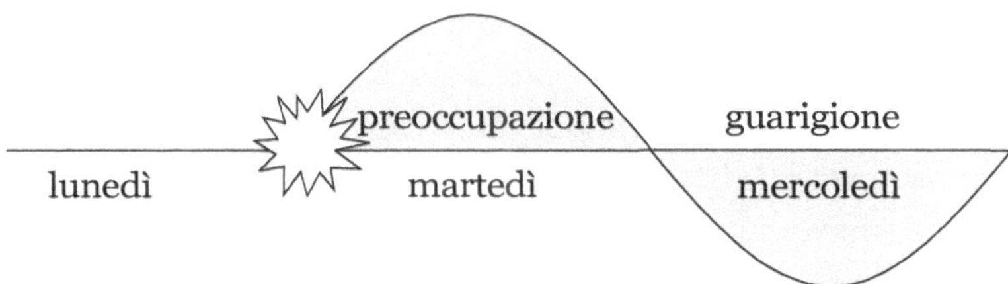

Abbiamo visto che martedì, quando eravamo preoccupati, era quando potevamo aver bisogno di una terapia per risolvere la preoccupazione.

Hamer ci ricorda quello che è successo la sera di lunedì, quando tutto è cominciato.

"Quello che ci succede il lunedì che provoca lo shock emozionale non è altro che una scintilla che fa scoppiare la polvere che abbiamo accumulato nella nostra vita"

Antonio Tagliati

Possiamo renderci conto che:

Noi stessi ci creiamo le difficoltà quando diamo **troppa** importanza a noi stessi:

- a quello che abbiamo (la mia casa, la mia macchina, i miei gioielli)
- alle nostre idee (gusti, credenze, etc.)
- a quello che vogliamo (voglio questo e lo voglio così così e così)
- a quello che crediamo di essere (francese, avvocato,...)

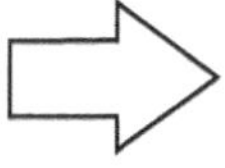

Possiamo anche sentire come proprio e ammalarci per quello che succede a un'altra persona o per quello che succede al nostro personaggio preferito di una telenovela.

Così, se prendiamo **troppo** seriamente quello che per noi è importante, ci arrabbiamo quando qualcuno parla male degli avvocati, dei francesi, delle donne o di quello che ci piace, macchina, casa, etc.

Perché dimentichiamo che possiamo cambiare macchina, casa, professione o nazionalità e continuare a essere felici.

Che possiamo continuare a essere felici in qualunque circostanza.

Di giorno possiamo ingannarci e dire noi stessi che siamo tesi a causa dei problemi.

Però, di notte?

Di notte perdiamo la coscienza e non possiamo continuare ad alimentare i nostri problemi.

Approfittiamone per godere del dormire ed essere le persone più felici del mondo, dopo aver messo in pratica i consigli che troviamo alla fine del capitolo precedente.

È normale fare errori ed ammalarsi. E riammalarsi della stessa cosa per non aver imparato la lezione.

È impossibile agire sempre perfettamente, però possiamo imparare dagli errori.

> Come i bambini che cominciano a camminare: cadono qualche volta ma alla fine ci riescono.

Grazie ad Hamer sappiamo quello che dobbiamo imparare dalla malattia, perché ci spiega qual è l'errore corrispondente ad ognuna.

Nel caso del denaro perso citato nel capitolo 6:

- Se per me è importante essere diverso da quello che sono (perché non sono contento di me), penserò che l'ho perso per colpa mia e decalcifico le ossa.
- Se per me e più importante comportarmi perfettamente, senza macchia, penserò che un altro, meno perfetto di me, me l'ha rubato. Sento che mi ha fatto una sporca giocata o un supruso e produco un cancro al colon.

E continuerà a succedermi finché non imparo che ciò che considero tanto importante, non lo è.

> Caso reale:
> Una persona con tumore al colon alla domanda se aveva subito qualche sopruso rispose: "Qualcuno no, molti!".

- posso cercare di essere diverso
- posso cercare di comportarmi perfettamente

Però senza **ossessionarmi**.

La traduzione letterale di "Demonio" nel Corano è "chi ossessiona" ("*Shaitan*").

Fa in modo che prendiamo troppo seriamente le cose: il bene dell'umanità, il prestigio personale, i beni materiali...

Non dobbiamo usare la conoscenza che ci dà Hamer per giudicare chi è malato

- perché non siamo nessuno per giudicare
- perché gli errori degli altri non servono per scusare i miei ("Gliele ho date perché mi ha insultato")

Ricordiamo che nella scena del giudizio, nel "*Libro dei morti*" egizio, dopo la morte il cuore viene pesato.
Chi ha un cuore più pesante di una piuma è divorato dal coccodrillo che guarda attentamente l'ago della bilancia.

Il peso del cuore del mio vicino non alleggerisce il mio.

(Il nostro cuore è pesante quando è pieno di desideri, paure, odio, rancore,...)

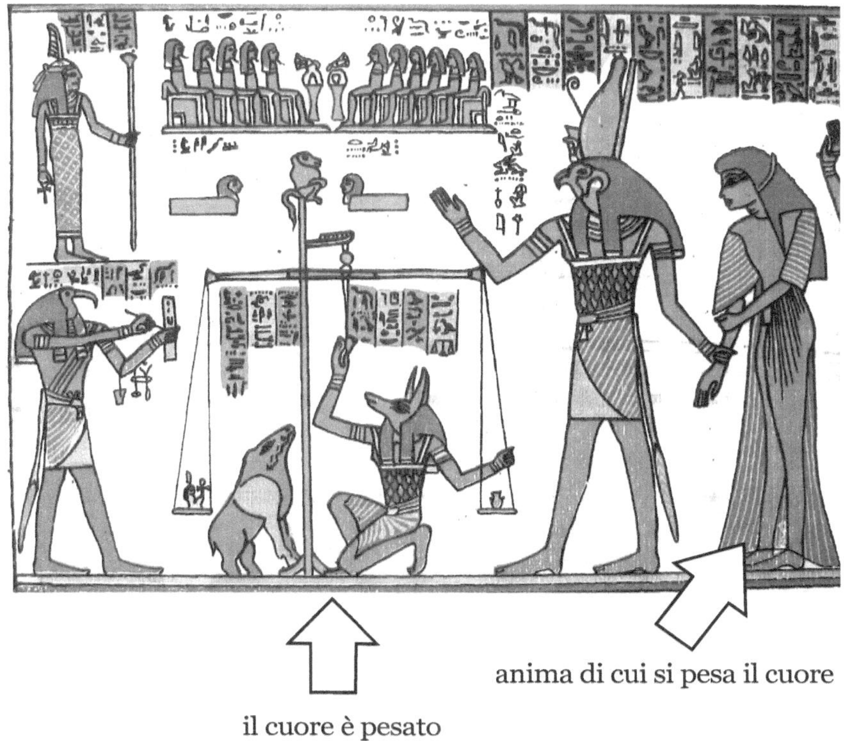

Ci conviene fare le cose con cura e attenzione, però senza ossessionarci per quello che facciamo, né per il risultato.

- Perché per ogni cosa c'è il momento giusto e se siamo molto ossessionati per una faccenda , ci costerà lasciarla al momento opportuno e arriveremo tardi al nuovo compito.
- Perché i risultati si producono per la coincidenza di molti fattori. Il nostro desiderio è solo uno di questi fattori. Non possiamo voler compensare tutti gli impedimenti.

> **Riassunto per evitare shock emozionali**
>
> - Fare le cose con interesse e attenzione però senza ossessionarci né per il lavoro, né per il risultato (Né pigri, né agitati).
> - Se ci sono contrattempi, accettarli quanto prima e passare a dedicarsi a un'altra cosa.
>
> Come dicono "Lole y Manuel" nella loro canzone *"Todo es de color"*: *"hacer consuelo en todas las heridas"* ("consolare, lenire tutte le ferite").
>
> Nella stessa canzone pregano per ricordare le "cose belle della vita", che servono da appoggio nei momenti di difficoltà.

> Comportarsi come l'acqua che non si ossessiona per nulla: non desidera prendere nessuna forma e si adatta a qualunque recipiente.
>
> E dato che accetta tutto, niente la può ferire, né la spada né il martello.

Va bene, decido di agire senza ostinazione e senza interesse personale. Ma allora che cosa faccio?

Tutti siamo diversi e abbiamo ricevuto qualità e difetti.

Nella vita dobbiamo mettere in pratica le nostre qualità (senza orgoglio dato che le abbiamo ricevute gratis), evitando al massimo di cadere nelle nostre debolezze. L'astrologia ci può aiutarci a conoscerci.

In linea generale ci possiamo dedicare a:

Amare tutti (anche noi stessi) al massimo:

- con tutte le nostre forze
- con tutto il nostro cuore

- con tutta la nostra intelligenza

Fare in modo che ci piaccia quello che comprendiamo sia il meglio per tutti, compresi noi stessi.

Questo significa mantenere uniti il cuore e la testa.

> I sicari dei film sono un buon esempio di chi non cerca il meglio per tutti.[*]

È facile sbagliarsi e dedicarsi a cose che, viste dopo, con più esperienza, hanno provocato effetti contrari a quella che era la nostra intenzione.

In questo caso rimediamo quanto prima e, senza altri rimorsi, cerchiamo di fare le cose al nostro meglio (*"Il padre fa più festa per il figlio prodigo che torna che per il figlio fedele"*. Vangelo, Luca 15:11).

Pero così la vita on perde la sua magia se non lottiamo per qualcosa, se non soffriamo né ci rallegriamo?

Sentire dolore è utile perché ci avvisa che abbiamo una ferita da curare.

Di fronte al dolore possiamo accettarlo e poi non prestargli più attenzione, come i bambini che quando cadono giocando e si fanno male, sono consolati dalla mamma e si dimenticano in un istante della loro ferita e del dolore e tornano a giocare.

O possiamo non dimenticare e rimanere attaccati al dolore e alla sofferenza. La sofferenza è un'altra forma di apprendimento, più lenta. Come il cammino di sinistra nella *"Salita del monte Carmelo"* di San Giovanni della Croce.

Quando stiamo facendo cose delicate o che richiedono molto sforzo, i desideri e le paure ci disturbano.

I migliori artisti, i migliori lottatori di judo, i migliori arcieri,

---

(*) Nel film "C'era una volta il West" Morton sta giocando a carte con dei banditi che vuole convincere a uccidere il loro stesso capo. Invece delle carte mette sul tavolo banconote. Un bandito gli chiede "Come si gioca?". Morton risponde "È molto semplice, basta usare la testa". (Perché per uccidere qualcuno per soldi solo possiamo usare la testa, il cuore si oppone a farlo).

sanno che nei momenti più importanti devono lasciare da parte i desideri e le paure.

Quando noi adulti proponiamo agli adolescenti, nuovi uomini e donne che arrivano alla vita,

- di lottare per ottenere denaro casa e macchina
- e poi di continuare a lottare tutta la vita per mantenere il loro possesso

otteniamo il loro completo rifiuto.

Perché ricordano ancora che oltre alla lotta, ai piaceri e alle sofferenze che proponiamo loro, la vita riserva cose meravigliose.

E le esigono.

Capitolo 11

Relazione medico - paziente

Nessuno può predire il futuro

Tutte le previsioni dell'evoluzione della malattia (sia in un senso che nell'altro), anche se hanno una base solida come Hamer, sono solo un'opinione del medico, che ha come limite di validità la sua esperienza e conoscenza. Inoltre incidono nel risultato molti altri fattori (farmaci, alimentazione, ambiente, ripetizione dello shock emotivo, etc.).

Così quando riceviamo un pronostico sfavorevole come:

"Lei non recupererà la vista perché ha fatto molte ricadute",

dobbiamo ricordarcelo e aggiungere mentalmente (se non ce lo dice il medico)

"è possibile che ci sia un altro medico con altre esperienze e conoscenze che mi può curare".

Ogni terapia ha un suo campo d'azione

Ogni trattamento è più adatto a una cosa o a un'altra. Se applichiamo una cura che non è quella adeguata, perdiamo il tempo che potevamo usare facendo la cosa corretta.

Per esempio se ci rompiamo un braccio, l'acqua di mare ci farà bene, però se non andiamo dal medico per ricomporlo adeguatamente, non guarirà.

O il rimedio può convertirsi in una stampella perpetua che serve per compensare qualcosa che non va bene da un'altra parte.

Per esempio:

- La stitichezza si risolve facilmente con l'acqua di mare, però non eliminiamo l'origine del problema. Possiamo comunque bere l'acqua di mare mentre cerchiamo un rimedio o una terapia migliore.
- Non dobbiamo usare l'acqua di mare, che allevia i postumi della sbornia, come scusa per continuare a bere.

La miglior terapia è quella che ci insegna a curare noi stessi e a non ricadere

> Come quando portiamo la macchina dal meccanico perché ha le ruote consumate. Se è onesto ci dirà: "Io metto gli pneumatici nuovi però se le ruote non sono allineate, dureranno due giorni".

Se ci insegnano a curare noi stessi e ad evitare la causa della nostra malattia, eviteremo la dipendenza

- da un medico, una terapia, una medicina, un prodotto o rituale – trasformati in malati cronici
- o da un destino imprevedibile ("cause molteplici" di malattia)

> Ciò che consuma gli pneumatici non è un tumore maligno o la sfortuna. È che le ruote non sono allineate.

Inoltre se i medici capiscono la causa della malattia, il risultato delle loro terapie non dipenderà da un destino cieco, né si affideranno erroneamente a terapie che in altri casi hanno funzionato solo perché si applicavano quando il paziente si stava già curando da solo.

> Qualunque terapia o rimedio che si applica quando
> il paziente si sta già curando (se ha leucemia, cancro
> duttale al seno, etc.), funziona. Sempre che la tera-
> pia non interrompa la guarigione perché intossica
> il corpo o gli toglie energia, il malato completerà il
> suo recupero (se non ricade nella preoccupazione).
> Questo succedeva a Quinton quando applicava l'ac-
> qua di mare a malati di tumore (vedi appendice 1:
> "Base scientifica").

Siamo responsabili di quello che ci succede

Ma non dobbiamo usare questa responsabilità per giudicare il malato
o noi stessi quando siamo ammalati.

> *"E passando vide un uomo ch'era cieco fin dalla nascita. E i*
> *suoi discepoli lo interrogarono, dicendo: Maestro, chi ha pec-*
> *cato, lui o i suoi genitori, perché sia nato cieco? Gesù rispose:*
> *Né lui peccò, né i suoi genitori; ma è così, affinché le opere di*
> *Dio siano manifestate in lui."* (Vangelo, Giovanni 9)

Gesù evita di giudicare. E aiuta i suoi discepoli a trasferire l'attenzione da un "perché" semplicistico e tranquillizzante (abbiamo trovato la causa, abbiamo trovato il colpevole*) a un "affinché" complesso
e stimolante.

I "perché" sono negativi, gli "affinché" sono affermativi. Gesù
vede il positivo in tutto.

(*) In alcune società (tribù africane, imprese giapponesi) quando qualcuno si
ammala o fa un errore, si riunisce tutta la comunità per confessare come ognuno
può aver contribuito al fatto. Vedere "Hansei" in www.kirainet.com su questa
tradizione nelle imprese giapponesi o nell'Ho'oponopono originale.

Invece di colpevolizzarsi con un "perché è successo a me?" possiamo pensare "a che fine mi sta succedendo questo?", "cosa mi sta insegnando?". E Hamer ce lo esprime molto chiaramente nelle sue "tavole".

Un trattamento o un rimedio può essere troppo forte per il paziente

Ognuno di noi può sopportare uno stimolo fino a un certo punto. Sopra quel punto o lo evitiamo o ci danneggia.

Per esempio:

- C'è gente che vive tutto il giorno sotto il sole, però chi ha la pelle molto bianca o si protegge o si brucia la pelle.
- C'è gente che può guardare il sole direttamente, però molti altri, se ci provano, si producono una lesione oculare.
- Ci sono sciamani che usano droghe allucinogene abitualmente, mentre altre persone possono impazzire se le assumono.

Possiamo aiutare il corpo in maniera eccessiva

Quando ci rompiamo una gamba, dopo aver tolto il gesso facciamo riabilitazione per aiutarci a recuperare il movimento.

All'inizio abbiamo bisogno di molto aiuto perché non riusciamo a stare in piedi.

Man mano che recuperiamo forza abbiamo bisogno di meno aiuto, finché non camminiamo bene da soli.

Se invece riceviamo un aiuto eccessivo e usiamo una sedia a rotelle, non facciamo gli esercizi per tornare a camminare e rimaniamo seduti tutta la vita.

Lo stesso succede con altre parti del corpo.

Il corpo non si comporta sempre nello stesso modo. Ci sono giorni in cui siamo più stanchi, altri meno. Certi giorni abbiamo una vista migliore e certi giorni peggiore, etc.

Possiamo vedere peggio per una deformazione momentanea

dell'occhio (motivata da una tensione continua dei muscoli che lo orientano).

Se ci mettiamo una lente recuperiamo la vista però... quando la tensione dei muscoli svanisce e l'occhio tende a recuperare la sua forma. Dato che vede peggio con la lente, ferma il suo recupero. Si adatta all'aiuto eccessivo che diventa un danno.

Se la prossima volta che ci capita di vedere un po' peggio mettiamo una lente più potente alla fine useremo delle lenti molto grosse.

Più informazioni nella pagina web del libro.

Lo stesso succede per la pressione, i reni, il cuore, la tiroide, il pancreas, etc.

> Prima di appoggiarci a un rimedio o a una terapia dobbiamo capire bene quello che ci succede, perché spesso quello che abbiamo è un sintomo momentaneo e facilmente riparabile.

Stiamo cadendo nell'"effetto alone"?

Quando una persona ci attrae per qualche aspetto (bellezza, potere, intelligenza...), tendiamo a supporla perfetta nelle altre caratteristiche, o a scusare le altre sue imperfezioni.

Quando ciò accade nelle relazioni tra uomo e donna diciamo che qualcuno "è innamorato": vede soprattutto un aspetto dell'altra persona, ma è totalmente cieco rispetto alle altre caratteristiche.

Questo può succederci in qualsiasi relazione: genitori e figli, insegnanti e studenti, uomini e donne, oppure medici e pazienti. In questo caso possiamo essere abbagliati dalla bellezza della clinica oppure da una diagnosi corretta, e non capire che il consiglio che ci viene dato non è quello che ci si addice meglio.

Al contrario, un aspetto che rifiutiamo in una persona può renderci sordi ai suoi buoni consigli.

Capitolo 12

Uso medicinale dell'acqua di mare in Nicaragua

Dal 2003 si usa l'acqua di mare come rimedio e alimento in Nicaragua. Ci sono 50 terapeuti e medici che la prescrivono e distribuiscono mensilmente 5.000 litri di acqua di mare, principalmente nella zona di Managua.

È il paese dove più si è esteso l'uso medicinale dell'acqua di mare e dove c'è un sistema di distribuzione stabile.

Si è creata una collaborazione fra entità di ogni tipo: ministeri, università, comuni, associazioni, congregazioni religiose, imprese, fondazioni, medici, terapeuti e volontari.

Ognuno apporta disinteressatamente la sua collaborazione e così l'acqua di mare è gratuita per tutti.

Le università fanno le analisi dell'acqua e formano i medici sul suo uso medicinale, il governo mantiene il suo appoggio anche se cambia il partito al potere, il comune di Managua collabora col trasporto, le imprese fanno donazioni di materiale, gli ordini religiosi offrono le loro strutture e i veicoli per fare la distribuzione, le fondazioni danno appoggio finanziario e le associazioni divulgano fra la gente i benefici dell'acqua di mare.

Tutto questo è mosso dai cuori di tutti quelli che partecipano in questi enti: medici, terapeuti, volontari, malati e tutti quelli che hanno saputo vedere i benefici dell'acqua di mare.

> Dall'anno 2009 s'insegna Hamer nelle principali università del paese. Si unisce la migliore comprensione della malattia con un rimedio molto poderoso.

Di seguito, si presenta un riassunto dell'inchiesta realizzata dall'autore a pazienti trattati con acqua di mare nel febbraio 2009.

Si può trovare completa nella pagina web del libro.

Riassunto dell'inchiesta

L'inchiesta è stata realizzata in ambulatori pubblici e privati di Managua grazie all'invito della dott.ssa Mª Teresa Ilari, direttrice della clinica Santo Domingo dei PP.Gesuiti, principale centro di distribuzione, e grazie alla sorella Julie Marciaq che ha organizzato le interviste.

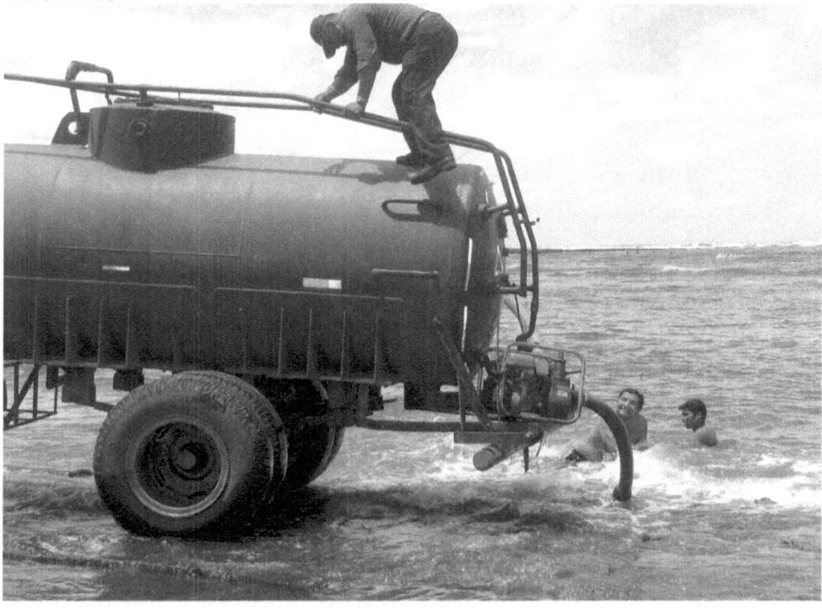

L'acqua viene raccolta nella spiaggia del Pacifico più vicina a Managua con un camion cisterna che prende l'acqua dalla stessa spiaggia (l'acqua non è cristallina).

Si lascia solo decantare. Le analisi biochimiche hanno verificato sempre che si può utilizzare senza nessun problema.

La dieta dei pazienti intervistati si basa su riso, fagioli, carne, latticini e un po' di verdura. Bevono spesso "frescos" (succo di frutta e zucchero) e altre bevande zuccherate. Mangiano molto poca verdura.

Risultati

I pazienti intervistati utilizzano o hanno utilizzato l'acqua di mare come medicina, da sola o in combinazione con altri trattamenti medici o di medicina convenzionale.

I pazienti bevono l'acqua di mare così com'è o diluita in varie proporzioni con acqua dolce, con succo di frutta o come ingrediente della limonata naturale. La usano anche per cucinare. In media bevono tra 150 e 500 cc al giorno in forme e momenti diversi.

I pazienti sentono un miglioramento generale e più energia, riducono le dosi dei farmaci convenzionali, il tempo di guarigione è più corto, il recupero è migliore e con più benessere alla fine del processo o c'è una guarigione completa.

A volte si accadono casi di guarigione di malattie che la medicina convenzionale considera irreversibili, come la cataratta.

> Una delle terapeute che usano l'acqua di mare raccontava che già quando era bambina e viveva con sua nonna a Colon, un piccolo villaggio sulla costa Atlantica di Panama, la gente usava l'acqua di mare.

> Un paziente raccontava che la figlia del vicino era molto ammalata e la famiglia aspettava che morisse in qualunque momento. Le mise un po' di acqua di mare con un cotone sulle labbra (non beveva niente). Cominciò a succhiare l'acqua di mare sempre di più e poi a berla da un cucchiaino. Si salvò e continua a vivere in buona salute.

Nella pagina web del libro si trova la lista completa delle malattie trattate.

Dott.ssa Ilari:

"Tratto i casi di cancro dal punto di vista del dott. Hamer. I pazienti si curano senza necessità di farmaci però come strumento terapeutico l'acqua di mare è per me il migliore rimedio".

Rivista DSalud.com - n.153 ottobre 2012

Capitolo 13

Un caso con un cattivo risultato iniziale

> A Maria l'acqua di mare apparentemente ha fatto male.
> Però, dato che conosce Hamer, ha capito quello che stava succedendo, ha permesso al suo corpo di completare la guarigione e raggiungere un livello di salute più alto.[*]

Maria, come hai cominciato a bere acqua di mare?
Avevo già letto in internet che l'acqua di mare fa bene, che è buona per molte malattie... ero incuriosita, però non sapevo dove andare né come contattare qualcuno che potesse informarmi. Finché un giorno sono andata ad una conferenza su Hamer e l'acqua di mare e ho deciso di cominciare a prenderla.

Ho cominciato (sei mesi fa) a bere una parte di acqua di mare con tre di acqua dolce due volte al giorno, una tazza alla mattina e una alla sera.

Un anno e mezzo prima avevo avuto un cancro, trattato con radioterapia e chemioterapia. Notavo i reni e il fegato congestionati. Questo è uno degli effetti secondari. Sentivo sempre un peso sulle reni e un dolore che irradiava verso la parte anteriore.

Bevendo acqua di mare il dolore che irradiava è sparito. Mi trovavo più animata, più forte. Non è stato un cambio radicale ma poco a poco. Piano piano mi sentivo meglio.

(*) Se non avesse conosciuto il punto di vista di Hamer, non avrebbe potuto assimilare il poderoso effetto dell'acqua di mare e avrebbe perso i suoi benefici fino alla prossima occasione.

Però dopo due settimane ho avuto una reazione, come un'influenza molto forte con molto dolore alle ossa come se avessi un'infiammazione interna, mal di testa molto forte e mi era cresciuto un nodulo nel polso.

Ero spaventata perché la reazione era intensa, stavo male e pensavo che l'acqua di mare non era per me. Ho ricordato la spiegazione di Hamer e mi sono resa conto che quello che mi stava succedendo era normale, che mi stavo curando e che la vita continuava. Secondo Hamer i miei sintomi corrispondevano al fatto che stavo ricalcificando le ossa dopo una decalcificazione che era stata provocata dalla chemioterapia.

Per una settimana i dolori sono aumentati e ho sospeso l'acqua di mare per 3 giorni perché la reazione era troppo forte.

Al quarto giorno ho ricominciato a bere l'acqua di mare. I dolori hanno cominciato a diminuire e in una settimana erano finiti.

Il mal di testa era accompagnato da una sensazione di molto calore, come con la febbre però senza febbre.

In che parte della testa?

Nella parte di sopra, ai lati. Il dolore era molto forte. Allora prendevo una foglia di cavolo, la mettevo nel frigo, me la appoggiavo sulla testa e assorbiva il calore del cervello.

Quando ho ricominciato a bere l'acqua di mare ho diminuito la dose perché mi sono resa conto che reagivo molto.

Nel periodo dei dolori avevo smesso di mangiare, tutto il corpo mi faceva male, come con l'influenza, mal di testa, male alle ossa e non potevo dormire bene. Mi alzavo 3 o 4 volte svegliandomi per il dolore.

Avevo le mani calde. Sentivo come un calore interno che usciva dalle ossa.

Il mio stato d'animo era come quando si ha l'influenza. Voglia di rimanere a letto, di non fare nulla, semplicemente riposare. Mi sentivo contenta però, se non avessi saputo di Hamer, sarei stata male per come mi sentivo. Sapendo che è un processo di guarigione, la prendi in un altro modo.

Questo caso è un esempio di come, prendendo una grande quantità di acqua di mare (più di uno o due cucchiai al giorno), può cominciare un processo di recupero che deve essere ben capito per non confonderlo con una nuova malattia.

In questo caso Maria oltre ad avere un tumore cerebrale che tutti abbiamo in qualunque guarigione, ha avuto anche una leucemia (che si produce in qualunque ricalcificazione).

Grazie al fatto che conosceva Hamer ha saputo interpretare correttamente quello che stava succedendo.

Capitolo 14

Uso veterinario dell'acqua di mare

I benefici dell'acqua di mare negli animali sono gli stessi che negli uomini:

1. per crescere meglio e più sani
2. per curare le malattie

Rispetto al primo punto in Nicaragua, nel giornale "El Nuevo Diario, 15 de marzo de 2006", si legge:

> "La Unione degli Agricoltori e Allevatori del Nicaragua ha cominciato a sperimentare con l'acqua di mare nel bestiame che esso ha avuto vantaggi nutritivi, ingrassa più rapidamente e si ammala meno"

Alla fine dell'intervista ai pazienti sono descritti alcuni casi veterinari di polli, vacche e cavalli.

La differenza fondamentale tra l'uomo e gli animali è che questi hanno solo malattie causate da fatti reali.

Gli essere umani sentono come reale tutto quello che pensano o immaginano, mentre gli animali vivono come reali solo i fatti.

Per esempio una persona può sviluppare un tumore al fegato quando il suo status economico è minacciato, anche se non c'è una reale mancanza di cibo nel frigo.

L'animale lo sviluppa solo quando ha vera fame.

Una donna può sviluppare un tumore al seno per "mettersi nei panni" di sua cugina che vive dall'altra parte del mondo.

Un cane lo sviluppa solo per uno dei suoi cuccioli.

Agli animali si può dare acqua di mare nello stesso modo che alle persone. Il modo più comodo è con bagni, iniezione sottocutanea o mescolata con il cibo.

Dopo le iniezioni è normale che rimangano per un po' prostrati, tanto più tempo quanta più acqua è stata assunta.

Se s'inietta acqua di mare pura, dobbiamo lasciare acqua dolce a disposizione dell'animale, dato che gli viene sete e beve il triplo della quantità iniettata.

Bisogna sempre lasciare all'animale acqua dolce perché possa compensare l'acqua di mare iniettata o mescolata col cibo.

Se gli s'inietta acqua di mare pura e non ha acqua dolce, muore di sete.

Nel cibo si aggiunge un terzo di acqua di mare quando si è raffreddato fino a non scottare. Se mettiamo più acqua di mare, l'animale ha più sete però recupera più rapidamente.

Vantaggi comparativi che facilitano la somministrazione di acqua di mare agli animali

Gli animali non hanno tanta sensibilità nella pelle come noi, per cui le iniezioni sottocutanee di acqua di mare pura non produce loro bruciore. Non manifestano dolore o disagio.

Non hanno paura delle iniezioni, cosa istintiva in noi.

Ci sono casi che sembrano indicare che gli animali percepiscono quando ne hanno bisogno.

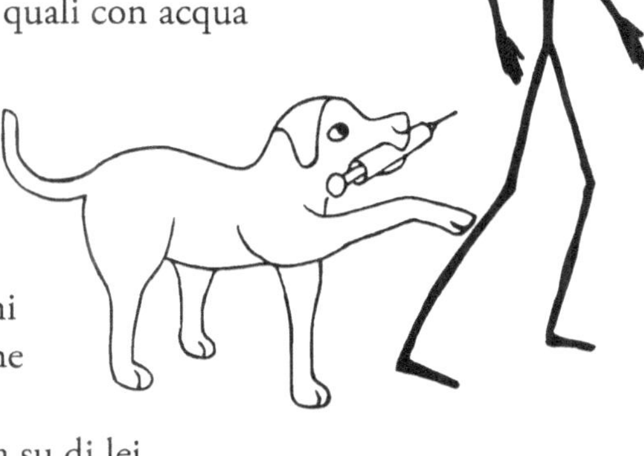

- un gatto ammalato che aveva due tazze d'acqua, una delle quali con acqua di mare diluita, beveva da tutte e due
- un gatto curato da un'infezione renale con iniezioni d'acqua di mare che quando vedeva la siringa si strofinava su di lei
- un cane che, una volta curato, rifiutava le iniezioni

Per malattie generiche iniettiamo nella nuca. In questo modo è più difficile che ci mordano.

(Vedi appendice 2 "Come fare iniezioni sottocutanee").

Per disturbi localizzati possiamo iniettarla nella zona interessata. Però anche bevuta fa effetto.

Caso di cane sul punto di morire

Uma, golden retriever di 6 anni.

Dai 2 anni ha avuto vari tumori (seno, collo, ascella, zampa) e ricevuto 4 volte chemioterapia.

Non è mai andata in calore perché l'hanno sterilizzata dopo il primo tumore.

Dai 3 anni prendeva ormoni della tiroide (175 μg mattina e sera) perché rimaneva tutto il giorno stesa.

Ai 5 anni le hanno tolto un nuovo tumore in una zampa e fatto chemioterapia per tre mesi ogni 15 giorni.

Due mesi fa ha smesso di mangiare per 5 o 6 giorni e le hanno diagnosticato infiammazione nella mandibola che le opprimeva il nervo ottico con rischio di cecità.

Le hanno somministrato cortisone. In pochi giorni l'infiammazione era sparita e aveva ricominciato a mangiare, però dopo un po' ha smesso ancora di mangiare (rifiutava anche biscotti). In poche ore l'infiammazione era ritornata, le usciva bava della bocca mista a sangue, era molto debole e non poteva quasi muoversi. Le era difficile bere anche dandole l'acqua con la mano alla bocca (il cortisone era stato sospeso).

Nel momento più critico aveva smesso di bere e si rannicchiava negli angoli.

> "Non beveva. Le davamo noi da bere e non poteva
> aprir la bocca che era tutta infiammata fino all'occhio,
> che era quasi uscito dall'orbita".

Il veterinario consiglia di ucciderlo.
Invece i padroni decidono di usare acqua di mare.

Il momento critico

Le somministrano iniezioni sottocutanee nel collo, la prima di 10 cc di acqua di mare pura non filtrata e senza disinfettare la pelle.

Dopo la prima iniezione rimane stesa completamente per un quarto d'ora.

> "Dopo un po' si alzò come per chiederne di più. Dopo
> la seconda notai che l'acqua di mare le stava facendo
> bene. Alla terza mi sembrò più rilassata".

Dopo ogni iniezione la reazione era la stessa: rimaneva sdraiata un po'.
Non rifiutava l'iniezione ed era serena.
Più tardi, la stessa notte le iniettarono 50 cc.

> "Il giorno dopo cominciai a notare che stava veramente miglio-
> rando, perché Uma si alzò a bere e aveva animo migliore.

L'energia di Uma era molto diversa. Prima delle iniezioni stava morendo. Quando cominciai a darle acqua di mare cominciò a reagire".

Continuarono iniettando 40 cc per una settimana due volte al giorno, e le davano acqua di mare con brodo di pollo.

Uma recuperò un comportamento normale, addirittura più vitale di prima. Insegue i conigli del cortile, cosa mai vista.

Dopo di una settimana il cane cominciò a rifiutare l'iniezione e gli davano acqua di mare col cibo, bagnando le palline di mangime per renderle più morbide. Il cane prima beveva l'acqua e dopo mangiava (400 cc al giorno di acqua di mare pura). Ne aggiunsero anche nell'acqua da bere (10% d'acqua di mare, 90% acqua dolce).

Cominciò ad avere diarrea *(perché beveva troppa acqua di mare)* che cessò due giorni dopo aver tolto l'acqua di mare dal cibo *(pero continuando col 10% nell'acqua da bere)*.

Le ridussero la dose di ormone della tiroide a 150 e poco dopo lo eliminarono del tutto. Ogni giorno stava meglio ed era più snella.

> "Il cane cambia ogni giorno. Era sempre stesa per terra
> e adesso ha 6 anni e vuole che giochi con lei, ha sempre
> voglia di muoversi".

Oggi

> "Uma ora salta, è molto sana e molto vivace. Prima era
> un cane-tappeto che non si muoveva mai, molto pigro
> e senza energia e adesso è sempre più agile, ha sempre
> voglia di giocare e molta vitalità".
> "Per venti giorni ho sospeso l'acqua di mare e adesso da
> 4 giorni ho ripreso a dargliela nell'acqua da bere".
> "Non le diamo nessuna medicina e sta meglio ogni
> giorno che passa. Sta anche dimagrendo. Sta diventando
> un cane normale, quando non era 'normale' già da molti
> anni".

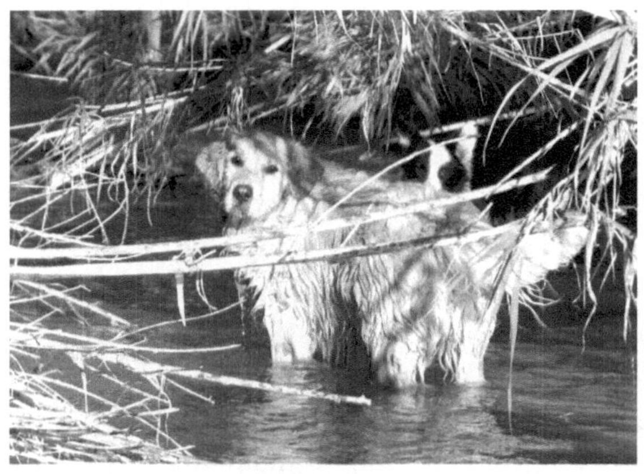

* * *

Nella pagina web del libro si può vedere il video di Uma dopo tre mesi dalla guarigione (dura solo 6 secondi). Si può vedere il cane agile e felice.

In questo caso, l'acqua di mare ha prodotto un risultato spettacolare perché l'animale era solo intossicato.

Quando invece la causa della malattia è uno shock psichico, l'acqua di mare è solo un aiuto.

Quello che determina l'evoluzione della malattia fino la guarigione è :

1. capire correttamente quello che sta facendo il corpo secondo le scoperte di Hamer
2. risolvere la preoccupazione e non ricadere

Appendice 1

Base scientifica

Mezzo interno

La base dell'applicazione medicinale dell'acqua di mare è la legge biologica che Quinton ha scoperto e che ha chiamato "legge di costanza generale".[2]

È ampiamente riconosciuto che la prima cellula è nata nel mare.

Quinton, con la sua legge, parte dal presupposto che quest'acqua di mare originale contenesse 7,2 grammi di sale per litro e 44 gradi di temperatura e che gli animali tendono a mantenere queste condizioni per il funzionamento ottimale delle loro cellule.*

Per questo Quinton affermava che il liquido che bagna esternamente tutte le cellule del nostro corpo (chiamato "mezzo interno") è acqua di mare (però con solo 9 grammi di sale per litro).

> Questo liquido o mezzo interno, dato il suo continuo intercambio con il sangue, ha la stessa composizione del siero sanguigno.
>
> La composizione interna delle cellule è completamente diversa.

Quinton lo dimostrò con i suoi esperimenti con animali (riprodotti

---

(*) L'importanza della temperatura nel funzionamento delle cellule spiega i benefici delle terapie che usano il calore: la sauna, i bagni di acqua calda dei giapponesi, i "temascal" degli indigeni, la febbre, etc.

in Spagna nel 1974 nell'università di La Laguna -Isole Canarie- e in Canada).

Comincia iniettando a un cane di 10 kg di peso 10,4 litri in 12 ore. Elimina 60 volte di più che quello che eliminano normalmente i reni (9,4 kg di urine in 12 ore invece del normale 150 g/ora).[2]

O quando inietta 3,5 litri a un cane di 5 kg in un'ora e mezzo senza dar tempo ai reni di eliminare il liquido: "Inizialmente l'eliminazione renale diminuisce. Alla fine dell'iniezione, l'eliminazione renale accelera [...] all'undicesimo giorno il cane è completamente normale e con una grande allegria. Il suo peso è tornato a 5 kg".[2] E senza danno permanente ai reni.

In un altro caso, dopo aver dissanguato completamente (425 g) un cane di 10 kg in 4 minuti e iniettato posteriormente 0,5 litri di acqua di mare isotonica in 11 minuti, si è avuto il recupero totale senza problemi renali. Il cane è morto 5 anni dopo in un incidente automobilistico.[2]

Quinton provò anche che i globuli bianchi di specie diverse dai vertebrati (compreso l'uomo) possono vivere solo in acqua di mare diluita con acqua di sorgente.

In qualunque altro mezzo artificiale muoiono.[2]

Nel 2012, all'università di Alicante (Spagna) comprovarono il comportamento normale dei globuli bianchi in acqua di mare isotonica.*

L'applicazione terapeutica della sua legge a malati terminali (intossicati) e a bambini moribondi è un successo completo.

"La regola è che un'ora dopo la prima iniezione, il bambino che era arrivato moribondo e che vomitava assolutamente tutto, trattiene nel corpo un biberon di acqua e un'ora dopo il primo biberon di latte. Nella maggioranza dei casi, la facoltà digestiva soppressa si ristabilisce e lo fa tanto bene che il bambino aumenta facilmente di 500 g in 24 ore. (...) Meno di due ore

---

(*) Vedi link nella web del libro www.martini13.com

dopo, l'iniezione di acqua di mare conferisce una fisionomia migliorata che fa dimenticare il terribile aspetto di un malato di colera agonizzante.[2]

Risultati terapeutici dell'acqua di mare prima che esistesse il punto di vista del dott. Hamer

Quinton e i suoi seguaci ottenevano eccellenti risultati in alcune malattie e risultati diversi in altre.

Ottenevano eccellenti risultati in:

- Bambini con enterocolite, gastroenterite, ecc. in cui il rischio è solo la disidratazione. La funzione dell'acqua di mare era solo l'idratazione (realizzatasi in modo ottimo).
- Denutrizione infantile.*
- Traumi, dato che l'acqua di mare è il migliore aiuto per le riparazioni del corpo, ed è il migliore mezzo per la vita cellulare.[3]

Per esempio: come sostituto del sangue (emorragie), per pulire il liquido extracellulare (effetti secondari dei farmaci, tossine accumulate), mancanza di eliminazione (insufficienza renale, intossicazione

---

(*) Non capendo cosa è la malattia, Quinton e i suoi seguaci puntavano la loro attenzione sui casi in cui la loro terapia funzionava. Jarricot cita le malattie principali che tratta nel suo dispensario marino per bambini:

- denutrizione (dove utilizza la capacità nutritiva dell'acqua di mare)
- infiammazione intestinale (dove l'acqua di mare risolve la disidratazione)
- tubercolosi ed eczemi (sintomi della fase di recupero, dove si usano le proprietà basiche dell'acqua di mare e dove non c'è il 100% di successo). Infatti dice "ci sono forme di eczema tenace" – che sono ricadute nella preoccupazione.

Per quanto riguarda le polmoniti (sintomi della fase di recupero) riconosce l'insuccesso (perché pretende di eliminare i sintomi di guarigione).
www.oceanplasma.org/documents/nourrisons.html

da stitichezza), o nutrendo le cellule (denutrizione) e proteggendole (ustione). [1a]

Ottenevano risultati diversi nel resto dei casi
Perché tentavano applicare l'acqua di mare per combattere i sintomi della fase di guarigione. *

In questi casi giungevano alla stessa "divergenza di opinioni" che vediamo con ogni altro farmaco o terapia.**

Logicamente ottenevano più successi quando i malati erano già in uno stato avanzato della malattia (erano già avanti nella fase di guarigione).

> "operata di cancro al seno (se era dei dotti galattofori, era nella fase di recupero), in recidiva avanzata delle ghiandole dell'ascella e del collo (sintomi di recupero), con un edema doloroso nel braccio (idem). Grazie al trattamento marino il volume delle ghiandole è diminuito, l'edema del braccio è sparito e il suo stato è tornato a poco a poco alla normalità."
>
> Essendo tutti sintomi della fase di recupero, si sarebbe curata in ogni caso.[2]

Però senza una sicurezza assoluta, giacché il malato poteva sempre ricadere nella grave preoccupazione che aveva appena superato (tornare indietro alla fase di tensione).

Perché l'acqua di mare non curava la tubercolosi?

Da Hamer sappiamo che tutte le proliferazioni tubercolotiche si producono quando il corpo si sta già riparando da una preoccupa-

---

(*) "Nella tubercolosi polmonare [...], risultato negativo,[...] ma preceduto [...] da un periodo di rianimazione sorprendente [...] dopo di che la malattia riprende il suo corso." [1b]

(**) "Nella tubercolosi polmonare c'è divisione di opinioni, ma non succede lo stesso con tutti i farmaci attivi?" Jarricot. www.oceanplasma.org/documents/nourrisons.html (in francese e in inglese) "La psoriasi si cura nella metà dei casi".

zione passata (nel caso del polmone è una paura di morire).

Cioè, quando il malato ha superato la sua paura di morire è quando comincia ad avere i sintomi più spettacolari (sangue nello sputo). Questo lo fa tornare alla sua paura di morire in modo ogni volta più intenso, dato che più grande è la preoccupazione, maggiori saranno i sintomi di riparazione quando si supera.

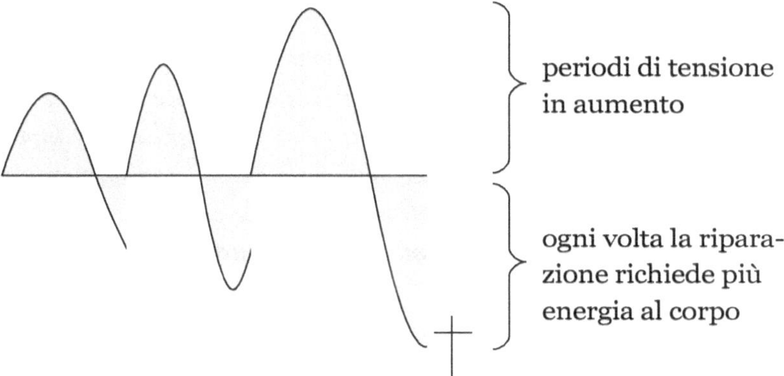

Entra in un circolo vizioso che termina soltanto quando la dimensione dell'emorragia è superiore a quello che il corpo può sopportare e muore.

Hamer dice che la cosa peggiore è il panico e l'acqua di mare non lo evita di per se stessa. Proprio quando il malato sta già ricuperando le forze (più rapidamente con l'acqua di mare), il panico del sangue lo fa ricadere nella sua preoccupazione con più intensità.

Così è come lo narra Quinton:

> "Nella tubercolosi polmonare di terzo stadio, risultato negativo, com'era da aspettarsi, però preceduto in quasi tutti i casi da un periodo di rianimazione sorprendente. Il malato, in uno stato di adinamismo e inappetenza completo, con il riflesso della rotula quasi annullato, vomitando tutti gli alimenti che ingerisce, espettorazione abbondante, sudori profusi, ipereste-

sie sternali, spinali, etc., si alza dal letto dai primi giorni (secondo o quarto); la tosse, i sudori, l'iperestesie, i dolori spariscono; l'espettorazione diminuisce, da due sputacchiere scende a un quarto o a un ottavo in certe occasioni; l'appetito, assente da mesi, riappare di colpo e arriva a permettere fino a tre o quattro pasti al giorno, due dei quali con pane, legumi, due tipi di carne, frutta e dolce.

*La morfina, necessaria precedentemente per assicurare il sonno, si sopprime dopo tre giorni; le notti sono perfette, quando lo permette l'ospedale. Dopo una settimana il soggetto scende e sale tre piani da solo, rimane alzato quattro e sei ore. Nei casi più favorevoli il peso aumenta; le iniezioni si diradano comodamente a otto giorni. Questo periodo di rianimazione può durare 5 settimane e più, **dopo di che la malattia riprende il suo corso***".[1b]

Potere autodepurante dell'acqua di mare

Quando un fiume riceve una contaminazione in un punto, dopo pochi chilometri il fiume si è pulito da solo (specialmente se la contaminazione che ha ricevuto è di materiale organico).
Lo stesso succede nel mare, però in forma molto più rapida.

Non deve servire come giustificazione per continuare a contaminarlo, però possiamo aver fiducia nel suo grande potere autodepurativo.

Questo è stato provato nel caso della rottura della fogna principale di Miami nell'anno 2000 che riversò il suo contenuto direttamente nel mare vicino alla spiaggia.

Dopo un'analisi esaustiva in 52 punti della costa lo studio ufficiale dimostrò che in pochissimi giorni l'acqua di mare era pulita.[5]

Rispetto alla contaminazione da prodotti chimici, bisogna ricordare che il mare ha la capacità di mantenere molto costante la sua composizione, nonostante l'apporto di minerali o contaminanti. È un'evidenza che, dopo pochi giorni che ha piovuto e l'acqua dei torrenti è arrivata al mare, la sua composizione torna come prima.

Un'altra prova: sarebbe logico che il mare mantenga la stessa proporzione di minerali che si trovano nelle rocce del manto terrestre, trascinate dalla pioggia da sempre.

Pero non è così. Il silicio, che è contenuto in gran proporzione nelle rocce, è in proporzione piccolissima nell'acqua di mare.

Sarebbe a dire che il mare ha la capacità di mantenere costante la sua composizione liberandosi di quello che apporta l'ambiente circostante.

Cosa ci succede quando beviamo acqua di mare così com'è, senza diluire

Immaginiamo che abbiamo 10 litri di liquido nel nostro corpo tra le cellule. Avremo 90 g di sale, giacché la concentrazione di sale nei liquidi del corpo è di 9 g per litro.

Cosa succede quando beviamo un bicchiere di acqua di mare non diluita (100 cc)?

Avremo 10,1 litri di liquidi e 93,6 g di sale (90 che avevamo prima più 3,6 g che conteneva il bicchiere di acqua di mare che abbiamo bevuto). (Il mare contiene 36 g di sale per litro).

Sarebbe a dire che passiamo da 9 a 9,27 g di sale per litro. Normalmente il nostro corpo si rende conto di questo eccesso e ci fa sentire sete.

Quanto ci farà bere?

Tre bicchieri di acqua dolce (o una quantità simile di frutta), cioè 300 cc che aggiunti a 10,1 litri risulterà 10,4 litri. Aggiungendo acqua dolce o frutta non aumentiamo la quantità di sale che continua a essere 93,6 g.

Però adesso la proporzione di sale nel nostro corpo è normale: 93,6 diviso 10,4 litri dà 9 g per litro. Non abbiamo più sete.

Appendice 2

Come fare iniezioni sottocutanee

Ci sono tre modi di fare iniezioni:

- intramuscolare
- endovenosa
- tra lo strato della pelle e i muscoli (sottocutanea o ipodermica)

Le ultime due forme si possono fare:

- con una siringa se vogliamo fare una sola applicazione
- installando una "via" (un ago speciale con un adattatore) a cui si accoppia un tubo collegato a una sacca con il siero e i farmaci liquidi che si vogliono somministrare. Questa forma si usa quando vogliamo iniettare una grande quantità di liquido o durante molto tempo

Per casi di pronto soccorso, l'iniezione endovenosa è la più conveniente per il suo effetto più rapido.

L'iniezione sottocutanea e più semplice ed ha lo stesso effetto che l'endovenosa, solo un po' più lento.

René Quinton cominciò iniettando l'acqua di mare in vena, però dopo passò a iniettarla sottocutanea verificando che l'effetto era lo stesso.

Di seguito spieghiamo come praticare un'iniezione sottocutanea che data la sua semplicità e ampio campo di utilizzo, è qualcosa che tutti devono conoscere.

Non spieghiamo in dettaglio le questioni di pulizia e disinfezione perché sono quelle di sempre.

Materiale

Siringa e aghi si comprano in qualunque farmacia.

La siringa ha vari volumi (da 5, 10, 20 e 50 cc)

Scegliamo il volume considerando la quantità da iniettare.

Si possono fare anche varie iniezioni senza togliere l'ago.

Le siringhe si vendono con un ago. Questi aghi non vanno bene per le iniezioni sottocutanee (sono molto lunghi e grossi).

È preferibile comprare a parte aghi sottocutanei (con la parte di plastica di colore arancione) che sono più corti e sottili, e si maneggiano con più facilità. Producono una ferita impercettibile nella pelle e mantengono una buona velocità di applicazione senza dovere fare troppa forza nello stantuffo della siringa.

Preparazione dell'iniezione

Una volta che disponiamo di tutto il materiale, riempiamo la siringa con il liquido da iniettare.

Con la siringa verticale e con l'ago verso il cielo, si comprime lo stantuffo perché esca l'aria.

Se rimane qualche bolla diamo qualche colpetto con il dito alla siringa.

Quando finisce tutta l'aria e comincia a uscire liquido la siringa è pronta.

Dove applicarla

Dipende da vari fattori:

- Dato che la puntura farà un po' male per qualche giorno è meglio farla in una zona del corpo che non usiamo continuamente. Le parti migliori sono l'esterno delle gambe e le braccia. Quinton iniettava nella schiena, sotto la scapola.

- In caso di animali applicare nella nuca per evitare morsi o cornate.
- Se il dolore è localizzato (per esempio il ginocchio), è meglio applicarla in quella stessa zona.

> Bisogna evitare di iniettare in zone in cui ci sono vene, arterie o tendini o dove ci sia rischio di raggiungere il midollo spinale o altri organi.

- Per iniettarsi da soli il posto più comodo è a un lato della zona del basso ventre, a metà strada tra l'inguine, che contiene molte vene superficiali, e l'ombelico che ha uno strato di grasso maggiore.

> **Trucco dell'applicazione**
>
> Se s'inietta acqua di mare non diluita brucia molto per un quarto d'ora.
>
> Perché non bruci tanto s'inietta prima qualche cc di isotonica e dopo acqua di mare non diluita.
>
> Usare l'acqua di mare pura ha vari vantaggi:
>
> - è tre volte più efficace di quella diluita
> - non abbiamo il problema di cercare un'acqua sicura per diluire l'acqua di mare

Applicare l'iniezione

La pelle non è attaccata a muscoli e ossa.

Riferendoci alla pelle, includiamo tutti i suoi strati, incluso il grasso. Sono uniti fra loro e separati dal muscolo che c'è sotto. Questo lo vediamo quando tagliamo un pollo.

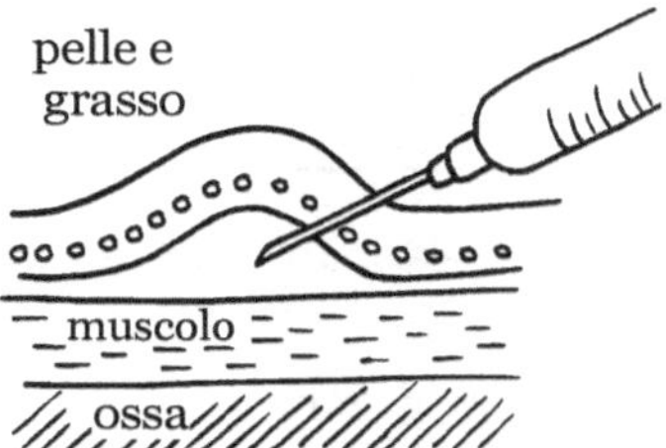

La pelle è come una coperta sopra un materasso (che sarebbe il muscolo).
Possiamo muovere la coperta senza muovere il materasso.
Quando pizzichiamo la pelle è come se facessimo una piega alla coperta (una montagnetta).
Lo strato della pelle che solleviamo è il doppio dello strato di grasso che ha la pelle.

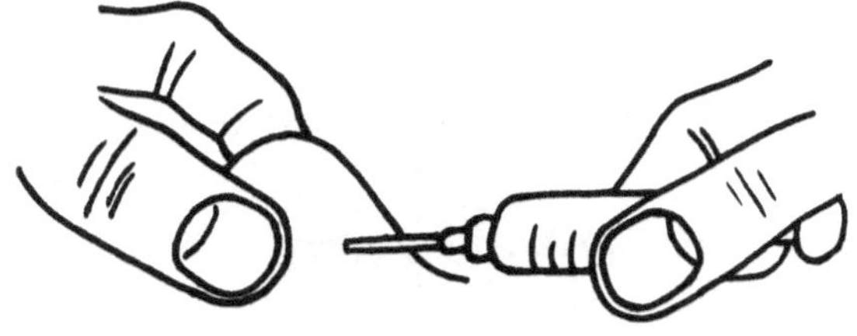

L'obiettivo è introdurre il liquido della siringa tra la pelle e il muscolo. (Fra la coperta e il materasso).

È molto semplice.
Con una mano si solleva la pelle, con l'altra si entra con l'ago alla base della montagnetta come indica il disegno.

Bisogna solo fare un po' di forza per bucare la pelle con la punta dell'ago. Normalmente l'ago è molto affilato ed entra molto facilmente.

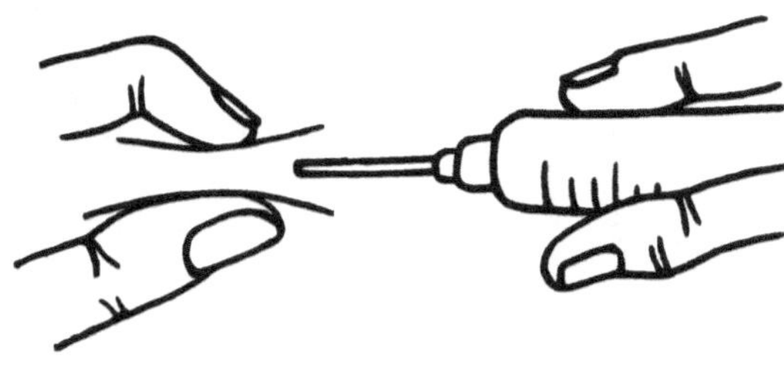

Se c'è qualche difficoltà significa che non lo stiamo introducendo bene. È meglio toglierlo e ricominciare.

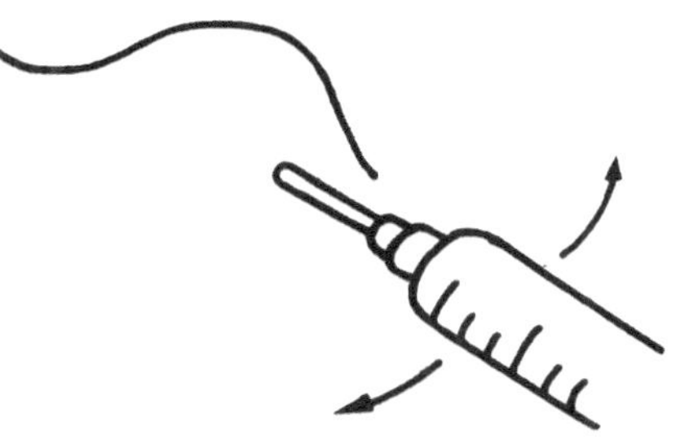

Una volta introdotto l'ago per più di metà, deve potersi muovere senza sforzo da un lato all'altro. Se non si muove senza sforzo significa che non l'abbiamo inserito nel posto adeguato, però possiamo continuare al passo seguente che ce lo confermerà.

Cominciamo a spingere lo stantuffo della siringa perché il liquido entri.

> Se bisogna spingere molto significa che non abbiamo messo bene l'ago: o abbiamo bucato troppo profondamente (nel muscolo) o troppo superficialmente (nella pelle). Bisogna togliere l'ago e ricominciare.
> (Se introduciamo l'acqua nel grasso, rimane isolata, non si assorbe e può produrre noduli fastidiosi)

Una volta introdotto tutto il liquido, ritiriamo la siringa con l'ago.

Normalmente quasi non appare sangue iniettando con questa modalità o solo qualche goccia quando si ritira l'ago.

A seconda delle persone può essere più o meno facile trovare la separazione fra la pelle e il muscolo.

È possibile arrivare a iniettare grande quantità di liquido (250 cc) in quindici minuti senza nessun problema, poiché la pelle si va dilatando per fare posto al liquido che arriva. Evidentemente, più grande è la quantità e più tempo sarà necessario perché sparisca il bozzo che si forma con il liquido che abbiamo introdotto.

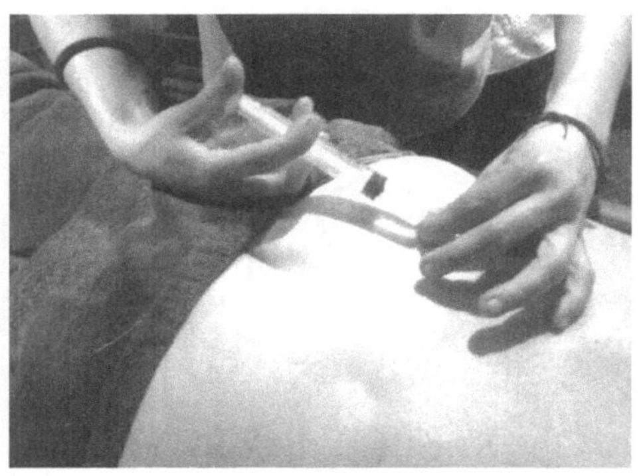

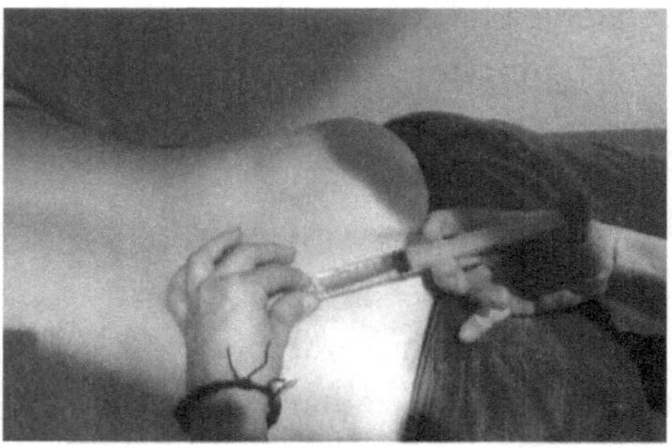

Trattamento di un'ernia
al disco con iniezioni di
acqua di mare isotonica.

Appendice 3

Invenzioni casalinghe

Ofuro (una vasca da bagno che mantiene l'acqua calda)

A volte conviene fare un bagno di acqua di mare calda:

- per persone deboli o malate che non sopportano un bagno freddo
- quando siamo sani però vogliamo rilassarci

Possiamo montare in casa un "ofuro" con acqua di mare.

L'ofuro è una vasca da bagno che usano i giapponesi.

Non è per lavarci ma per rilassarci, da soli o con più persone.

Prima di entrarci ci si lava bene per non sporcare l'acqua e così si può usare la stessa per mesi.

> Come con la sauna, più è alta la temperatura dell'ofuro e meno tempo conviene rimanerci, specialmente se abbiamo problemi di cuore o pressione bassa.

Possiamo costruire un ofuro "fai da te" con una vasca da bagno o un bidone grande.

Per scaldare l'acqua e mantenerla calda, se abbiamo riscaldamento con radiatori, possiamo fare così:

1. smontiamo un radiatore vicino all'ofuro
2. colleghiamo gli estremi di un tubo di gomma di 10 o 15 metri ai rubinetti del radiatore
3. mettiamo il tubo nella vasca da bagno piena di acqua di mare
4. accendiamo il riscaldamento mettendo il termostato della temperatura dell'acqua sotto i 44 gradi

Dopo qualche ora l'acqua sarà calda.

Anche se si scalda lentamente è meglio che non superi i 44 gradi per non perdere le sue migliori proprietà.

Se isoliamo bene l'ofuro l'acqua manterrà meglio il calore.

L'impianto elettrico della casa deve avere un differenziale che protegga da fughe elettriche della caldaia o si può spegnerla durante il bagno.

(In www.kirainet.com/ofuro/ si può vedere come sono in Giappone).

Incubatrice

In inverno, per certe persone non conviene l'acqua di mare fredda, sia da bere, che per la pulizia del naso o per via rettale.

René Quinton raccomandava di scaldarla a bagnomaria perché a quei tempi non c'era l'elettricità.

Possiamo costruire un'incubatrice che scaldi e mantenga in temperatura un recipiente con acqua di mare senza superare i 44 gradi.

Per fare ciò mettiamo in una scatola di cartone una lampadina che produca calore e un termostato da ambiente.

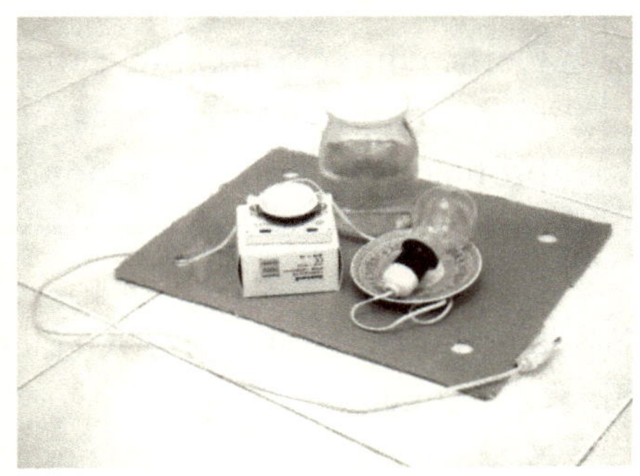

Lo colleghiamo in modo che la lampadina si accenda (e scaldi) quando la temperatura è più bassa di quella programmata dal termostato.

La scatola deve essere abbastanza grande da contenere la lampadina, il termostato e il recipiente che vogliamo scaldare.

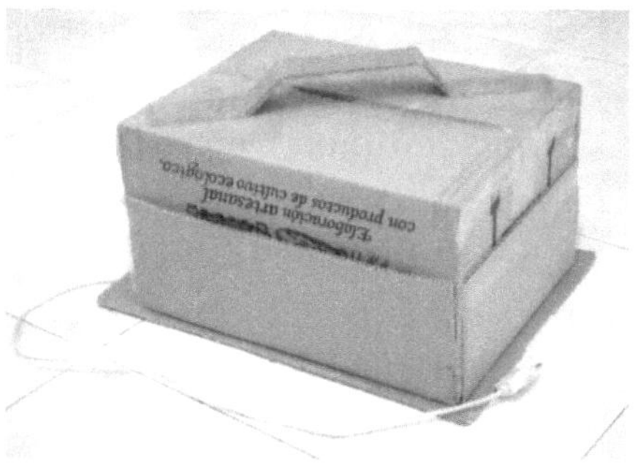

Bisogna appoggiare la lampadina a un piatto o montarla in modo che non tocchi il cartone e lo bruci.

In questo modo possiamo mantenere fino a 30 gradi qualunque cosa: yogurt, pasta madre,... o incubare uova.

Termometro a infrarossi (pirometro)

Ci sono termometri che permettano di misurare la temperatura delle cose senza toccarle. Misurano a distanza. Si chiamano "termometri a infrarossi" o "pirometri ottici". Misurano la quantità di calore che emette un oggetto.

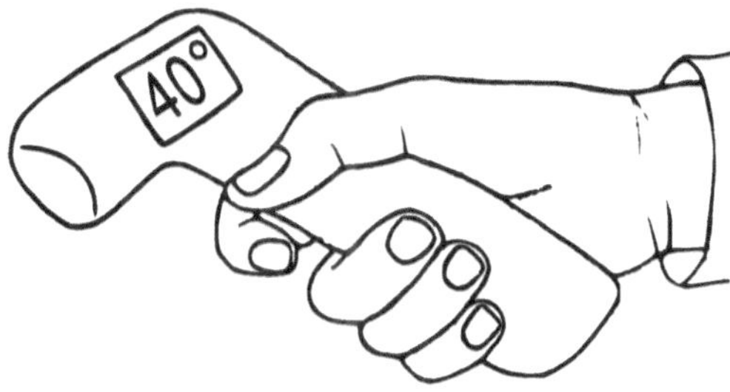

Usano lo stesso principio dei termometri per bambini senza contatto. Non emettono nessuna radiazione. Ricevono il calore e mostrano la sua misura su uno schermo.

Si trovano nei negozi di elettronica o in internet (www.pce-instruments.com).

Non sono molto precisi (un errore di 2º), ma per misurare la temperatura del cibo è sufficiente.

Sono utili anche in cucina per non riscaldare in eccesso gli alimenti e dover poi aspettare che si raffreddino. Se li scaldiamo oltre 44º ci scottiamo.

Sono utili anche per l'isolamento della casa, per vedere dove entra freddo o esce il calore.

Bibliografia

Testi

[1] Eau de mer, millieu organique (Acqua di mare, mezzo organico). Libro III: L'acqua di mare in terapeutica. Quinton. Si può consultare nella pagina web della Biblioteca Nazionale francese in: gallica.bnf.fr/ark:/12148/bpt6k746094
[1a]: p. 459.
[1b]: p. 465-466.
[2] Plasma di Quinton: il Mare che Guarisce. André Mahé. Andromeda Edizioni. 2009.
[3] Dictionnaire Vidal Edizione 1975 (vademecum medico francese) Si può consultare l'informazione sul "Plasma de Quinton" in: www.oceanplasma.org/documents/vidalf.html
[4] Libro del Dr. Adler (in spagnolo) Si può scaricare dalla pagina web di questo libro.
[5] El poder curativo del agua de mar. Nutrición orgánica. Ángel Gracia, Héctor Bustos, Morales i Torres, 2004. Si può trovare più informazione sulla contaminazione della baia di Miami e come il mare l'ha pulita: www.martin13.com/beber-agua-de-mar-beneficios/la-contaminacion-del-mar-por-plasticos-y-otros.html
[6] La cure marine loin du litoral. L.H. Goizet 1871 . Si può consultare nella pagina web della Biblioteca Nazionale francese (gallica.bnf.fr)

Siti web

www.Free-news.org (in spagnolo)
Contiene molte informazioni sulla "Nuova Medicina Germanica" del dott. Hamer, come sull'acqua di mare. Nella pagina web, cercare

“archivo histórico” e lì cercare “Terapia Marina”.

Gallica.bnf.fr
Pagina web della Biblioteca Nazionale francese dove si trovano libri completi dei pionieri del XIX e XX secolo sull'uso medicinale dell'acqua di mare.

Reti P2P
Qui possiamo trovare molte informazioni che non troviamo in altri modi. Le reti più conosciute sono eMule e KAD.

www.Martini13.com (la pagina web di questo libro)
Qui si ampliano gli argomenti che si accennano nel libro (i denti, le ernie, etc.)
L'email dell'autore è Francisco@Martini13.com

www.Martin13.com (pagina web del libro originale in spagnolo)

Indice

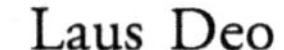

Laus Deo